JN084689

医師兼弁護士から学ぶ

事故・トラブル
を想定した
同意書 記 録

はじめに
医療安全体制の構築を目指して

　医療機関における医療安全に対する関心は高くなりましたが，万全の体制を構築している医療機関は多くないというのが現状ではないでしょうか。原因は二つです。医療機関のモチベーションの欠如と，医療安全に携わる法律実務家の不足です。

　医療安全体制を構築するためには，医療機関全体で，医療安全を実現するための法律的な観点を知ろうとする姿勢が必要であると考えます。医療従事者だけで医療安全は完結しないということです。そもそも，医療安全体制を構築するのは，医療の質を向上させるためだけでなく，医療機関としての法的責任を全うし，健全な経営を継続する使命があるからです。ここで，法的責任の有無を検討するのに参照されるのは過去の裁判例であり，その中で示された考え方が和解交渉や裁判などすべての紛争解決のための判断基準となります。したがって，医療従事者が医療安全体制の構築に最善を尽くしたとしても，そこから法的観点が抜け落ちている限り，結果的に法的責任を負わされてしまうということになりかねません。

　したがって，最終的に裁判所がどのように判断するのかという点から逆算して医療機関全体のあり方を検討することが重要であり，そこに関与すべきは，裁判官の考え方を理解した法律実務家ということになります。もっとも，弁護士をはじめとする法律実務家は，医療に関する知識や現場感覚に乏しく，医療従事者と適切なコミュニケーションを取ることが難しい場合が多く，医療安全体制の構築に関与できる法律実務家は不足しているといわざるを得ません。

このような二つの原因がある限り，真の医療安全体制の構築は実現しません。この状況を克服するためには，医療従事者と法律実務家が相互にその感覚を理解し，適切なコミュニケーションを図ることが必要です。今後，医療費の逼迫と社会の超高齢化を背景に，在宅医療を中心とする地域包括ケアシステムや，遠隔医療が普及していく変革の時期にあっては，医療関連事故の内容も多岐にわたり，事前に検証すべき法的リスクも増えます。

　まずは，日々の診療業務における疑問・質問でも構いませんので，顧問弁護士とコミュニケーションを図ってみてください。その積み重ねが，医療従事者と法律実務家の間の壁を取り払い，真の医療安全体制を構築するための第一歩となります。もし，それが困難なのであれば，弊所にご連絡をいただいても構いません。

　本書を読んでくださった医療従事者の方々が，患者さんの利益に資する医療の提供とその継続のために一緒に汗を流してくれる法律実務家と協働することを検討していただくきっかけとなれば幸いです。

　　　2020年1月

　　　　　　　　弁護士法人MIA法律事務所
　　　　　　　　　代表弁護士／医師　　鈴木孝昭

目次

第1章

医療安全の概観

医療安全とは

　医療安全とは，患者に対し安心・安全な医療を提供することができる医療機関の体制を図ることをいいます。

　医療機関は，医療事故防止のために安全な医療を提供できる体制を構築するのみならず，医師，歯科医師，看護師，薬剤師など，医療に関するスタッフに安全教育を行うことが必要となります。

　具体的には，ヒヤリ・ハットやインシデントレポートなどを集計して，これらを医療安全委員会などで議論し，現場にフィードバックすることなどが求められます。さらに，安全な医療を提供できる体制を構築するためには，医療事故，インシデント，ヒヤリ・ハット事案への適切な対応，カルテや看護記録の適切な記載，適切な同意書の作成に加え，スタッフの職場環境，労働環境の適正化も重要です。

　このような医療安全の構築に当たって必要な対応を怠った場合，発生した有害事象について医療機関側が裁判で敗訴することにつながる可能性が出てきます。この観点からすれば，医療安全は医療訴訟予防と同義といえます。

　さらに，医療安全の実施は，その医療機関の信頼性を高めるだけではなく，患者への適切な対応によって患者の満足度の向上にもつながります。すなわち，医療安全体制を構築することは，医療事故や医療訴訟を予防するだけでなく，医療機関のブランド化にも資することになります。

　医療安全は患者のためのみならず，医療関係者のためにもなるという理由がここにあります。

医療安全への弁護士の関与

　医療安全＝医療訴訟予防であることからすると，医療専門の弁護士が

8

医療安全体制の構築に関与しなければ，訴訟を意識した体制づくりが困難となり，医療安全は医療機関の自己満足で終わってしまいます。したがって，最近の医療機関の中には，法務部を設置したり，医療安全に知見のある弁護士に顧問を依頼するところが増えています。

　米国においては，医療と訴訟は隣り合わせです。日本においても，現場の医療従事者であれば訴訟リスクを意識したことのある人が多いのではないかと思います。しかし，その意識のレベルはいまだ低いといわざるを得ず，訴訟の事前予防の発想が十分に浸透しているとはいい切れない状態にあります。したがって，医療安全が医療訴訟予防につながるということを正確に理解した上で日々の診療業務に従事するように基本姿勢を改めることが重要であるといえます。

　そのため，現場の医療従事者が安全管理や安全教育を受け，法律に対する理解を深め，医療従事者としての注意義務をきちんと果たすことにより，医療訴訟を未然に防ぐということが必要となります。

　また，医療事故や医療過誤が実際に生じた際に，患者やその遺族との間で紛争が起こることを防ぐためにどうしたらよいかということも，普段から考えておく必要があります。医療安全体制が万全であるとしても，医療事故をゼロにすることは不可能であるからです。医療訴訟を予防するためには，有害事象発生時の患者やその遺族に対する「初期対応」がとても重要となります。この場合，その有害事象について，医療機関側に責任が生じるものであるか否かを法的観点から検証することになりますが，これを迅速かつ的確に行うためには弁護士との連携が必要不可欠です。法的な検証結果を基に，当該事案への対応を決定し，可能な限り速やかに患者やその遺族に対して説明を尽くすことで，紛争化の原因の大部分が解消できます。

　ところで，弁護士側の事情として，現場のことがよく分からないために医療機関に対して法的なアドバイスをすることが難しいという事態に陥ることがよくあります。弁護士が，何か起こったときにだけ関与するということでは，法的な検証が現場の実情を考慮していないものになり

かねず，また，適切に検証しようとすると検証に要する時間が長くなってしまいます。したがって，患者やその遺族に対する説明を納得のいくものにするためには，平時から弁護士が現場に関与し，医療従事者とコミュニケーションを取っておくことが必要になります。顧問弁護士がいたとしても，顔も知らない，連絡も取れないということでは，医療安全体制の構築には不十分であるといわざるを得ないのです。

　本書では，医療安全体制の構築のためには医療訴訟の予防という視点が重要であるということを踏まえて，今後の医療安全のあり方についても触れていきます。

日本における医療安全の取り組み

医療法の改正

　世界人権宣言第25条においては，すべて人は医療によっても「自己及び家族の健康及び福祉に十分な生活水準を保持する権利」を有するものとし，生命というもっとも重要な分野に対する医療分野の重要性が指摘されています。また，日本国憲法第25条においては，「健康」で文化的な生活が保障され，「公衆衛生の向上及び増進」が必要とされています。

　日本においても医療事故の増加やそれを受けた世論の高まりがあったため，近年では法改正や行政によって医療安全体制の確立を推し進めています。

　平成16年10月より，「特定機能病院，国立高度専門医療研究センター及び国立ハンセン病療養所，独立行政法人国立病院機構の開設する病院，学校教育法に基づく大学の付属施設である病院の管理者」は，医療事故が発生した場合には，事故発生日から２週間以内に，事故等分析事業者に，事故等報告書を提出する義務が規定されました（医療法施行規則第12条，同規則９条の23第２項）。

　この事故等分析事業者として登録されているのが，公益財団法人日本

医療機能評価機構であり，提出された事故等報告書の分析を実施しています（医療法施行規則第12条の6）。また，同機構はヒヤリ・ハット事例の収集・分析も行っています。このような事業を通じて，医療現場の現状の問題点を分析し，再発防止策を講じることで医療安全を実現しようとしているのです。

　平成18年の医療法改正によって，同法第6条の9においては，「国並びに都道府県，保健所を設置する市及び特別区は，医療の安全に関する情報の提供，研修の実施，意識の啓発その他の医療の安全の確保に関し必要な措置を講ずるよう努めなければならない」とし，行政が医療安全の確保を行うことがその努力義務とされました。

　さらに，平成26年の医療法改正では，同法第6条の12において「病院等の管理者は，前2条に規定するもののほか，厚生労働省令で定めるところにより，医療の安全を確保するための指針の策定，従業者に対する研修の実施その他の当該病院等における医療の安全を確保するための措置を講じなければならない」とし，病院の管理者にその病院の医療の安全を確保するための措置を講じる義務を定めています。

　また，同改正により，同法第6条の13において，都道府県，保健所を設置する市及び特別区は，医療の安全のために，患者やその家族からの苦情に対応したり，医療機関の開設者や従業者，患者などに対し，医療の安全の確保に関し必要な情報の提供を行ったり，医療機関の管理者や従業者に対し，医療の安全に関する研修を行うために医療安全支援センターを設置するように努めなければならないとされています。

医療事故調査制度の開始

　平成26年6月には，「地域における医療及び介護の総合的な確保を推進するための関係法律の整備等に関する法律」（平成26年法律第83号）が制定され，これを受けて改正された医療法において新たに医療事故調査制度が創設されました。同法は翌年10月に施行されています。

　医療事故が発生した場合，医療機関は，遺族に対し報告や説明を行い，

医療事故調査・支援センターにも報告をします（医療法第6条の10第1項）。その後、医療機関は、速やかに院内事故調査を行います。この調査に当たっては、医療事故調査等支援団体や外部の医療に関する専門家などから必要な支援を受けることとなります。

　調査終了後は、遺族に調査結果を説明し、医療事故調査・支援センターに報告することになります。また、医療機関が、医療事故として医療事故調査・支援センターに報告した事案については遺族または医療機関が医療事故調査・支援センターに調査を依頼したときには、医療事故調査・支援センターが調査を行うことができます。調査終了後、医療事故調査・支援センターは、調査結果を医療機関と遺族に報告することになります。

医療機関ごとの医療安全への取り組み

　昨今、日本の医療機関において、「医療安全対策室」などの名称の部署を置くところが増えており、主に医師や看護師がその担当職員として日々医療安全に取り組んでいます。もっとも、残念なことに、その取り組みには法律の専門家である弁護士が関わっていないケースがほとんどです。

　医療訴訟では、医療機関が事前に医療安全体制を構築しており、それに則って適正に医療を行っていたのであれば、仮にミスが生じたとしても、裁判で責任を負う可能性は低くなります。

医療安全は誰のためのもの

　医療を安心して受けられるようにすることは、地域や人種を問わず普遍的課題です。医療安全が実現されることによって、患者が安心して医療を受けられるようになります。それでは、医療安全は患者だけのためにあるのかというと、そうではありません。

　医療安全を実現するためには、前述のとおり、医療機関において医療

安全体制を構築することが不可欠です。そうすることで，医療機関で働く医師や看護師は，訴訟リスクなどへの過度の不安を抱くことなく安心して業務に従事することができるようになります。すなわち，「萎縮のない医療の提供」が可能となります。

　医療安全の実現を目指して組織を改善したり，医療スタッフ間の連携を図ったりすることは，このように医療現場で働く人にとっても大きなメリットがあります。すなわち，医療従事者が医療安全に取り組み医療安全を実現することにより，患者側がその恩恵を受けるとともに，医療従事者も安心して働くことができるようになるため，より良い医療現場が構築されることになるのです。

　このように，医療安全が実現されることは，医療機関や患者といった医療を取り巻くすべての人にとって重要なことになります。医療事故が万が一起こった場合においても，医療機関としてできる限りの安全体制を整えていたのであれば，そのような医療機関のスタンスは患者側にも伝わるのではないかと思います。

　結局のところ，医療事故が起こらないように組織としてどのような体制を構築し，日々の業務をどのように遂行してきたかが重要なのです。医療安全を目指すことは医療訴訟を予防することにつながり，患者にとっても医療従事者にとっても評判の良い医療機関になることで医療機関のブランド化にもつながります。

医療事故への対応

医療事故が生じた後の対応

1．有害事象発生時の初期対応の重要性

　有害事象が発生した場合，それが担当医師や看護師などのミスに基づくものであるか否かにかかわらず，患者やその遺族への対応を間違えば，紛争リスクは高まります。それは，医療安全体制を整備し，診療録

や看護記録，同意書などの記載についても可能な限りの適切な努力をしている場合でも同じです。人の身体・生命に関わる場面においては，患者やその遺族が感情的になってしまうことが多く，配慮を欠いた対応は，無用な紛争，ひいては訴訟の引き金となりかねません。したがって，医療関係者が有事における適切な対応方法を学ぶことは，無用な紛争や訴訟を避けるための重要な防衛策ともいえます。

　以下では，有害事象発生時における対応方法などについて検討し，有害事象発生後に医療従事者が取るべき行動について考えていきます。また，その際，医療事故調査制度についても触れ，死亡事案において特に気を付けるべき点にも触れたいと思います。

２．有害事象発生の報告とその内容

（１）はじめに

　有害事象には，手術中の執刀医のミスにより起こるケースや，看護師の不注意により薬物が過剰投与されてしまったなどのケースの他，どんなに注意をしても防ぎようのなかったケースなど，さまざまなものがあり，それぞれ医療機関側に責任が認められるものとそうでないものに分けられます。また，結果についても，患者が死亡してしまう場合，一時的な変調をもたらすに過ぎない場合，後遺症が残ってしまう場合など，さまざまなものが考えられます。そして，結果が重大であればあるほど，紛争のリスクは高まります。しかし，どのようなケースであっても，適切な対応により紛争化を防ぐことはできます。

（２）報告までのスピード

　まず，有害事象が発生したことを患者と家族（患者が亡くなった場合は遺族）にいち早く報告することが必要です。これは，多くの医療機関においては当然のこととされているかもしれません。しかし，残念なことに，医療機関としての責任を追及されないよう，報告前に関係記録の改ざんを行ったりする医療機関もあります。そのような不当な作業に時間を使い，患者と家族への報告が遅れてしまうことも，残念ながらあるのです。

有害事象発生から患者やその家族への報告までのスピードは，医療機関としての誠意の表れとして評価されるものです。したがって，どのようなケースであっても努めて速やかな報告を行うべきです。そのためには速やかに弁護士と事態を共有し，事故分析を行うことが肝要です。

（3）報告の仕方とその内容

①初回の報告

　報告までのスピードを重視すると，当然，伝えられる内容には限界があります。もっとも，最初の報告時には，事実関係については客観的に明らかな事情を伝えるだけで十分であり，その後判明した事実については，その都度速やかに患者と家族に伝えるに留めるのが無難です。特に，当該有害事象の原因が判明しない場合は，医療機関としても自らの責任の有無を判断できず，慎重な事故調査が必要となりますし，死亡事案であれば，医療事故調査制度に則った対応が必要となるからです。

②医療機関側のミスが明らかな場合

　調査の結果，担当医療従事者にミスがあったことが明らかであれば，調査経過や詳しい事情を患者と家族に正確に伝え，誠実に謝罪を行い，患者と家族に生じた損害に対してしっかりと賠償をしていく姿勢を，管理者である院長名義で示すべきです。

　なお，通常，医療機関は医師賠償責任保険などに加入していると思われますので，患者やその家族に対する損害賠償は，賠償責任保険を用いてなされることがほとんどです。この場合でも，保険会社にすべての処理を任せるのではなく，患者や家族への配慮を怠らないようにすることが大切です。すなわち，当該事故に関する窓口を設け，必要に応じて情報開示や説明を行える態勢を整えるなど対話の姿勢を見せることが必要です。

③医療機関側のミスであるといい切れない場合

　調査の結果，担当医療従事者にミスがあったとはいい切れない場合にも，調査経過とその内容を患者と家族，遺族に伝えます。この場合，ミスであるといい切れない理由をしっかりと伝えることが重要です。必要

に応じて，各種記録を示しながら分かりやすく説明し，納得してもらう努力をすべきでしょう。

　それでも患者や家族に納得してもらえない場合には，各種記録を任意に開示したり，セカンドオピニオンの利用を促したりといった方法で，医療機関としての誠実な姿勢を貫くべきです。このような対応をすることで，訴訟リスクが高まってしまうと考える人もいるかもしれませんが，そうではありません。各種記録は，医療機関が開示を望まないとしても，証拠保全の手続により取得されてしまいますし，患者がセカンドオピニオンを取ることをやめさせる手段はありません。となれば，医療機関としては，透明性を意識して誠実な姿勢を示し，話し合いによる解決を目指す方が明らかに得策といえるでしょう。

医療事故調査制度下における対応方法

1．医療事故調査制度とは

　医療事故調査制度とは，診療行為などに関連した患者の予期せぬ死亡や死産があった場合，医療機関が，厚生労働省の指定機関である医療事故調査・支援センターに報告をするとともに，院内事故調査を実施し，遺族に調査結果を説明するというものです（医療法第6条の10，同11）。

　遺族は，調査結果に不服がある場合，医療事故調査・支援センターに再調査を依頼することができます（医療法第6条の17）。

2．医療事故調査制度下における初期対応のあり方

　医療事故調査制度について，平成27年10月の本制度スタート前には年間1,000〜2,000件の医療事故発生報告があると見込まれていましたが，実際の報告数は年間400件前後に留まっています。

　その原因は，「予期せぬ死亡や死産」という判断が，医療機関の管理者に委ねられており，判断基準が明確ではないというところにあると思われます。医療機関がその判断に迷った場合，医療事故調査・支援センターに医療事故該当性の相談を行うことも可能です。また，医療機関側が医療事故には該当しないと判断した場合に，遺族がその該当性につい

図●医療事故発生報告件数の推移

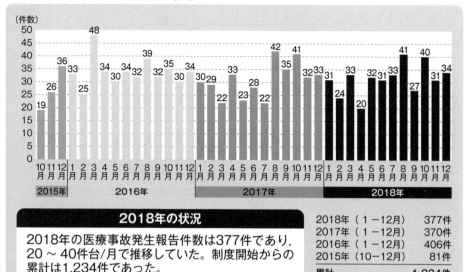

医療事故調査・支援センター 2018年 年報, P.6, 一般社団法人 日本医療安全調査機構, 2019.

て同センターに相談することもできます。

　ただ，医療機関はいずれにしても，「予期せぬ死亡や死産」であると管理者が判断した場合には，院内事故調査が義務付けられるのであり，その調査結果を遺族に説明しなければなりません。

　そのため，死亡事故が発生してしまった場合の初期対応としては，まずその旨を医療事故調査・支援センターに報告します。そして，医療事故に該当する死亡・死産事故であるとの判断がなされた場合には，院内事故調査を速やかに行っていくことを遺族に説明することになります。

　このように，法律に従った対応・調査を誠実に行うことを遺族に対して説明することで，遺族が持つ医療機関に対する印象は大きく違ってくるでしょう。

3. 医療事故調査制度の対象に該当した場合の対応

　遺族側が医療機関側の調査では不足・不服があると判断する場合には，医療事故調査・支援センターによる調査が行われることになります。したがって，医療機関としても公平中立な観点からの調査が求めら

れます。仮に，センターの調査により事後的に医療機関側の調査結果と全く異なる結果が報告されれば，遺族の不信感はさらに深まることになってしまいます。

ただでさえ，医療事故調査には，半年から，長いと1年以上もかかります。その待ち時間によっても遺族の不満は募ってきますので，調査結果は十分納得のいくものとすることが大切です。

遺族に納得してもらえる調査をするためには，日々の適切な記録業務が役立ちます。正確な記録によって，遺族に対して透明性のある形で調査結果の説明をすることができるため，調査結果への信頼を高めることにつながるでしょう。

遺族への経過報告としては，その内容にまで立ち入らずとも，遺族の求めに応じて進捗状況などは伝えた方がよいでしょう。そして，医療事故調査制度は，あくまで原因究明と再発防止を目的とするものですが，ミスが明らかである場合には，医療機関は調査が完了するのを待つのではなく，遺族に対する損害賠償について，速やかに対応していく必要があります。

4. 小括

このように，有害事象発生時の初期対応は，紛争にならないようにするための対策として最重要項目の一つであるといえます。

もっとも，日々の記録業務の体制が整っていなければ，患者やその遺族が納得する形での報告・説明は不可能ですし，話し合いによる解決も難しいでしょう。紛争を防ぐために大切なことは，まずは日々の適切な記録業務と，有害事象発生時の対応の適切さなのではないかと考えます。

医療従事者が訴訟の恐怖にさらされていては，日々の診療業務も萎縮したものとなってしまいかねません。それは，ひいては，患者の不利益にもつながります。医療機関の体制としてしっかりとした紛争予防をすることは，健全な医療の提供につながるのですから，ぜひ，意識的かつ意欲的に取り組んでいただきたいと思います。

医療安全＝医療訴訟予防である以上，顧問弁護士とよくコミュニケー

ションを取って取り組むことが大切です。

医療事故後の対応の実態

　医療事故が生じた場合において問題となりやすい点としては，患者やその遺族に対する報告や説明が「遅い」という点が挙げられます。患者やその遺族としては，医療事故が生じた場合には，実際にどのようなことが起きたのか，その原因はどのようなものか，医療過誤に当たるものか否かについて一刻も早く知りたいものです。そのような患者やその遺族の心情を汲めば，できるだけ早い段階で医療機関側から適切な報告や説明をすることが必要です。

　また，報告や説明の際に，過度に情報を隠したり，あるいは不適切な謝罪を行ったりすることで，患者やその遺族に不信感を抱かせる結果になることもあります。そうならないためには，医療事故が生じた後，早急に事案の把握・分析を行った上で，弁護士と協議し，患者や遺族に報告や説明を行うことが必要となります。

ヒヤリ・ハット（インシデント）レポート

ヒヤリ・ハット（インシデント）とは

　現場から院長や顧問弁護士への一般的な報告としては，ヒヤリ・ハット（インシデント）が挙げられます。ヒヤリ・ハットあるいはインシデントとは，

　①誤った医療行為などが患者に実施される前に発見された事例
　②誤った医療行為などが実施されたが，結果として患者に影響を及ぼすに至らなかった事例
　③誤った医療行為などが実施され，その結果，軽微な処置・治療を要した事例

のことをいうことが一般的です。すなわち，アクシデントとは異なり実

際には患者に損害が生じなかったものの，もしかすると事故や傷害を起こしていたかもしれない偶発的事例をいいます。

　インシデントにおいては患者に具体的な害が生じていないため，民事，刑事，行政上の責任を医療従事者や医療機関が負うことはありません。しかし，医療事故であるアクシデントを引き起こす可能性のある芽の段階での報告を院内で行い，分析・フィードバックを行うことで医療安全を図ることができるため重要な意味をもちます。

　なお，インシデントとアクシデントの区別及びそれぞれのレベルは**表**のようになります。

表●インシデントとアクシデントの区別

分類	患者への影響度	内容	
インシデント	レベル0	エラーや医薬品・医療機器の不具合がみられたが，実施されなかった	ヒヤリハット事例
	レベル1	患者に実施されたが，実害がなかった	
	レベル2	実害があったが，処置や治療は行わなかった	患者観察の強化，安全確認のための検査等の必要性は生じた
	レベル3a	実害があり，簡単な処置や治療を要した	消毒，湿布，皮膚縫合，鎮痛剤投与など
アクシデント	レベル3b	実害があり，濃厚な処置や治療を要した	バイタルサインの高度変化，人工呼吸器装着，手術，外来患者の入院など
	レベル4	永続的な後遺症が残った	神経障害，脊髄損傷，人工肛門造設，失明など
	レベル5	死亡	
	適応外	患者からの苦情，医薬品の紛失，盗難，自殺や自殺企図，医療従事者に発生した事態など	

日本赤十字社名古屋第一赤十字病院ホームページ
https://www.nagoya-1st.jrc.or.jp/document/2/safety/iryou-anzen-shishin.pdf（2020年1月閲覧）

行政の取り組み

　厚生労働省では平成13年10月からヒヤリ・ハット（インシデント）事例の収集・分析を開始し，その分析結果を医療安全に資するために公開しています。平成16年からは，その事業を公益財団法人日本医療機能評価機構が引き継ぎ，同機構のホームページにて「医療事故情報収集等事業」として公表しています。

　なお，平成14年10月の通達（医政発第1007003号）にて，すべての医療機関及び有床診療所に対して①安全管理指針の整備，②安全管理に対する委員会の設置，③安全管理のための職員研修，④事故などの院内報告制度の設置を義務付けています。平成15年4月には，特定機能病院においては医療安全管理部門の設置や医療安全管理者の配置が義務付けられています。

　このように，インシデントの事案を収集・分析しその情報を公表することで，再発防止を行政主導で進めるとともに，医療機関における医療安全に関する組織や内部報告制度を整備し，医療安全を推し進めることを図っています。

ヒヤリ・ハット（インシデント）レポートの書き方

　ヒヤリ・ハット（インシデント）レポートについては，医療機関が手書きで作成する場合と，電子化された様式を用いて作成する場合（システムのフォーマットに入力するなど）とがあります。

　記載事項は，インシデントの内容（発生日時，発生場所，事故発生時に行っていた医療行為），当事者または発見者の情報，患者情報，患者への影響度，発生の背景などが主なものとして挙げられます。

　インシデントレポートを作成する際に重要なことは，「評価」を加えずに起こった「事実」を正確に記載することですが，この「事実」を記載することがなかなか難しいのが現実です。このあたりの問題については弁護士からアドバイスを受けながら，適切なレポートを作る必要があると考えられます。

なお，インシデントレポートは，インシデントに関わった医療従事者の院内での責任を問うための書面ではなく，再発防止や医療安全に資するために利用する書面です。インシデントレポートを作成する医療従事者は，つい自己弁護的な記載をしたくなりがちです。しかし，インシデントレポートは再発防止や医療安全を目的とするものであるため，レポートを作成するに当たっては，自己弁護や個人の主観，推測を排除し，時系列で客観的な事実を記載しなければなりません。自己弁護的な記載はかえってレポートの信用性を害することになってしまうことを肝に銘ずべきです。

　具体的には，「事実」を5W1Hで記載します。「いつ」「どこで」「誰が」「何を」「どのように」行ったかを記載します。また，時系列で記載した方が分かりやすいです。また，複数名が関わっている場合には，各人がそれぞれに行った業務については，各人のうち誰が行ったかが分かるような記載をするべきですし，共同で行った業務については，その旨を端的に記載するとよいでしょう。

　繰り返しになりますが，まとめると，インシデントレポートは再発防止や医療安全を目的としたものであり，インシデントに関わった医療従事者の責任を問うための書面ではありません。そのため，作成者の主観や推測を排除して，客観的な事実を明確かつ端的に記載し，インシデントの顛末については明確に記載する必要があります。

　このように，医療現場におけるインシデントの報告書とは，医療機関全体で事故の背景や課題を共有して再発防止に努めるための重要なレポート（情報）なのです。なお，厚生労働省は，インシデント事案の中で重要事例の集計結果を公表しています。

報告，保存方法，開示義務

　インシデントについて，国立病院，大学病院，特定機能病院においては，日本医療機能評価機構への報告が義務付けられています。

　診療録は，医師法第24条にて5年間の保存義務が定められています。

病院日誌，各科診療日誌，処方せん，手術記録，看護記録，検査所見記録，Ｘ線写真，入院患者・外来患者の数を明らかにする帳簿並びに入院診療計画書に関しては，病院は医療法第21条及び医療法施行規則第20条により２年間の保存義務があります。

　しかし，インシデントレポートは診療記録そのものではなく，医療安全やインシデントの再発防止のために作成される内部資料であり，法的に保存義務は定められていません。そこで，各医療機関における内部の規則に基づき保存することになります。

　インシデントレポートに関しては，診療記録ではないため訴訟の場合に開示義務があるか否かは問題となり得ます。裁判においては文書提出命令（民事訴訟法第219条以下）の有無につき問題となります。

　文書提出命令とは，民事訴訟の当事者が，訴訟の相手方または第三者に対して文書の提出をするように命ずることを裁判所へ申し立てるものであり，この申立てに基づいて裁判所は訴訟の相手方または第三者に文書提出義務があるか否かを判断します。裁判所の文書提出命令を拒んだ場合には，その文書の内容が提出を求めた申立人の主張のとおりであると認められることになります（民事訴訟法第224条）。

　院内での医療安全に資するために作成したインシデントレポートに関しては，「内部性」及び「開示による重大な不利益のおそれ」があるため，提出義務が認められない可能性が高いといえます（民事訴訟法第220条第４号ニ）。

　インシデントレポートを収集・分析すること自体が医療安全に資するものと考えられるため，インシデントレポートは訴訟において開示が求められるべきではないでしょう。また，アクシデントレポートとは異なり事故発生事案について書いてあるのではないため，裁判において提出を求められる可能性はより低いといえます。

　よって，インシデントレポートはあくまで内部文書として，かつ医療安全に資するための文書としてふさわしい内容となっているかについて留意して作成する必要があります。

再発防止のための現場への還元方法

　インシデントレポートは，そのインシデントの発生の原因・背景を分析し，今後の対策を講じるためのものです。そのため，報告された事例について定期的に職員にフィードバックしなければ意味がありません。特に，重大な医療事故になる危険性を有する事例については，速やかに院内で共有して，行動規範を見直す必要があります。それをしないで同様の医療事故が発生してしまい，万が一訴訟になった場合には，訴訟で敗訴する確率が各段に高まります。なぜなら，一度インシデントが生じているのであれば，同様の事故を防ぐことは，原因を究明してさえいれば可能であると考えられるからです。

医療事故における医療機関の法的責任

医療機関の負う法的責任

　医療事故のうち，医療行為に過失が認められる医療事故の場合と，医療行為に過失はなく，偶然不幸な結果が生じた医療事故の場合があります。前者の場合には，医療機関が民事，刑事，行政上の法的責任を負う可能性があります。

　ここでは，医療行為によって患者に損害を与えた場合において，当該医療従事者または医療機関が負う法的責任について説明します。

1．民事責任

　医療事故によって被害を受けた患者やその遺族が，医療機関や医師・看護師を相手に損害賠償請求によって民事責任を追及することが考えられます。その際の法的構成として，詳細は後述しますが，債務不履行構成と不法行為構成というものがあります。

　債務不履行構成とは，患者と診療契約を行っている医療機関に対して債務不履行による損害賠償請求（民法第415条）を行うものです。この場合の「債務」とは，診療契約に基づき医療機関として患者に対し求め

られる義務を意味し，その義務を果たさなかった場合に不履行があった
ものとして責任が認められます。

　これに対して，不法行為構成とは，医療過誤を起こした医師や看護師
に対して，それらの者の注意義務違反（＝過失）によって損害を被った
として民法第709条によって損害賠償請求を行うものです。この場合の
「過失」とは，医師や看護師が注意をすれば予見できたにもかかわらず
注意を怠った場合や，悪い結果を回避するために求められる措置を怠っ
た場合に認められます。

２．刑事責任

　医師や看護師が業務を行う上で必要な注意を怠った結果，患者が死亡
した，または傷害を負った場合には，業務上過失致死傷罪（刑法第211
条第１項前段）に当たり得ることになります。

　民事賠償責任においては，治療行為に当たった医師や業務を行った看
護師本人に対してではなく，医療機関やその開設者である院長に対して
債務不履行責任や使用者責任（民法第715条）と呼ばれる損害賠償責任
を追及されることが多いのに対して，刑事責任は，行為を行った医師や
看護師本人が負うことになります。

　患者やその遺族が医師や看護師を刑事告訴し，警察や検察が受理して
捜査がなされた場合において，捜査機関の捜査で十分に有罪とする資料
を有すると考えられた場合は，起訴されて刑事裁判が行われる可能性が
あります。

３．行政責任

　行政責任とは，医師や看護師が医療過誤を起こしたり，または他の犯
罪を起こしたりした場合において，医師法第７条や保健師助産師看護師
法第14条に基づき，免許に関して監督官庁である厚生労働大臣より戒
告，業務停止，免許の取消しなどの処分がなされることです。この処分
がなされる上では医道審議会の意見が聞かれることになります。

　なお，医師については，医道審議会医道分科会が，平成27年９月30
日に「医師及び歯科医師に対する行政処分の考え方について」を改正し

ています。

　実際に行政処分を下されているケースでは，医療事故以外の刑事犯罪を行った場合が多いですが，医療事故によって刑事処分を受けるに至る場合などには免許に関する処分がなされる可能性があることに留意が必要です。

　また，戒告の場合を除いて，医師や歯科医師に対する処分は公表されるため，免許取消処分よりも軽い医業停止処分が下された場合でも，医師として業務を行ったり，就職や転職を行ったりする上での不利益の程度は大きいものとなります。

医療機関の負う損害賠償責任について

　医療過誤訴訟において，患者が医療機関側に対して民事の損害賠償を求める場合の法律上の構成は2通りあります。

　まず，医療機関は患者と診療契約を締結しているので，医療機関側は患者に対して最善の治療行為を行う義務を負います。しかし，医療機関側の不注意などにより最善の治療行為が実施されなかった場合には，契約違反として損害賠償責任を負うことになります。このような法的責任を「債務不履行責任」ないし「契約責任」と呼びます。

　他方，故意または過失により他人に危害を加えてしまった場合には損害賠償責任を負います*1。このような法的責任を「不法行為責任」と呼びます。

　医療過誤訴訟においては前述の契約責任または不法行為責任に基づいて医療機関側の法的責任が追及されることになりますが，いずれの構成であっても医師などの医療行為について，①行うべき医療行為がなされたか否か，②行うべきではない医療行為がなされたか否かが訴訟の中で争点となることに変わりはありません。

----

*1　ここでいう過失とは，前述したように悪い結果の発生を予見できたのにもかかわらず注意を怠ったこと，その結果を回避するための措置を怠ったことを意味します。

看護記録などを含む診療記録はこのような争点を明らかにするために訴訟の場に登場し，その記載内容について原告と被告の間で争いになるわけです。

　医療事故が生じた場合に，もっとも大切なことは，その医療事故について医療機関に「過失」があるか否か，「過失」があるとしたら，その「過失」と健康被害という「結果」との間に「因果関係」が認められるか否か，という点を医療事故後，速やかに分析することです。

　法律では，債務不履行（民法第415条）や不法行為（民法第709条）という条文で規定されています。しかし，「過失」や「因果関係」については，法律で明確に定まっているわけではなく，医療機関での出来事を後から法律的に評価することによって認定されます。すなわち，その評価の根拠となる事実や，それを証明する書面が大切になるということです。

　医療機関の過失や，過失と結果の因果関係が認められるということは，すなわち，裁判をしたら医療機関が負けるということと同義です。もちろん，裁判の過程で明らかになる事実もあることでしょう。しかし，裁判にまでもつれ込んで負けるのは医療機関にとってダメージが大きいです。そこで，弁護士が迅速に医療機関の現場の話を聞いて，過失や因果関係の分析を速やかに行うことが大切になるのです。

　その際に評価の根拠となる事実は，「平時の医療安全体制」にほかなりません。適切な「医療安全体制」を整えずして医療事故が起こった場合には，訴訟において医療機関が不利になると考えた方がよいでしょう。

　これくらいは皆がやっているから大丈夫，とか，前勤めていたところではこれで大丈夫だったから，という言い訳は通用しません*2。このあたりは客観的な目線が大切になります。

　また，評価に用いられる「証拠」とは，カルテや看護記録，同意書などが代表的なものです。これらの証拠は保険請求の際にも重要になります。カルテや看護記録や同意書，その他の各種書面はいざというときに裁判官が見て過失の有無を判断するものであるという視点が大切です。

既に患者側が弁護士を付けて説明を求めてきている場合は，医療機関は弁護士に依頼することになります。実はこの時点で弁護士を付けてももう遅いです。このとき，ありがちな弁護士の対応は，前述の「過失」や「因果関係」の判断をせずに，とりあえず，医療機関に責任はないと突っぱねるというものです。

　いうまでもなく，医療機関と患者は信頼関係があるからこそ治療をし，治療をされる関係にあります。事故やミスが生じた時，「過失」や「因果関係」の判断や分析もなく，患者からの訴えをすぐに突っぱねるということは，医療機関と患者との信頼関係を侵害することになります。これは医療機関側の弁護士としては，絶対にしてはならないことです。

　まずは，医療機関は患者と対話をすべきでしょう。説明が必要であれば，できる限り説明をすべきです。

　弁護士がすぐに動くことが適切でない場合もあります。もっとも注意が必要なのは，医療機関としては，有事の際に，弁護士に速やかに連絡をし，「過失」や「因果関係」について適切に吟味した上で，裁判を見据えた対応をすることです。裁判を見据えた対応は，実際に裁判にならない場合も，非常に大切だということです。

　つまり，現場の医療関係者と依頼を受けた弁護士との間で，事故状況などをしっかりと共有し，どのような対応が適切かの判断をまずは検討すべきでしょう。

- -

＊2　医療機関や医療業界における常識とされているものを医療慣行といいます。薬剤投与について，医療慣行に基づく投薬方法と当該薬剤の添付文書の投薬方法が異なる事案において，最高裁は，「医療水準は，医師の注意義務の基準（規範）となるものであるから，平均的医師が現に行っている医療慣行とは必ずしも一致するものではなく，医師が医療慣行に従った医療行為を行ったからといって，医療水準に従った注意義務を尽くしたと直ちにいうことはできない」としており，医療慣行に従ったとしても他の客観的な資料や基準からしてそれが誤りである場合には，医療従事者の注意義務違反が認められることを明示しています（ペルカミンS事件・最判平成8年1月23日〈判例時報，1571号，P. 57，1996.〉）。

患者・遺族への事故報告

　医療事故が起こった場合には，医療機関はその患者や遺族に対して事故の説明をする必要があります。その説明は，前述のとおり，第一段階としてはできるだけ早く行う必要があります。患者や遺族は，医療事故の原因を知りたいと思う気持ちが強く，説明の時期が遅れると医療機関側に対して不信感を持つ可能性があるからです。

　なお，医療機関側の患者やその遺族に対する法的義務の存否については議論されるところではありますが，下級審の判例においては死亡した患者の遺族に対し死因の説明を適切に行わなかったとして，説明義務違反として損害賠償責任を認めた例もあります。この法的根拠は，診療契約が準委任契約であることから，民法第645条の報告義務または診療契約に付随する義務から導かれるものです。

　このように，医療事故が起こった場合には，その事故に関して患者や遺族に説明することは法的義務であると考えられます。また，適切な説明を行うことは，患者やその遺族の理解を得ることや不信感を払拭することにもつながるため，紛争予防として極めて重要となります。

診療記録の開示

　患者が医療機関の説明に納得しなかったり，また，明らかに過失があることが疑われるケースで患者やその遺族が医療機関側へ民事賠償責任を追及することを検討したりするケースにおいては，診療記録の取り寄せを行うことが通常です。診療記録とは，診療録，処方せん，看護記録，手術記録，検査所見記録，X線写真，MRI・CT画像などを含む記録です。

　診療記録の開示方法としては，任意請求，証拠保全，文書提出命令があります。

　なお，患者の診療記録の任意の開示請求については，厚生労働省が「診療情報の提供等に関する指針」（医政発第0912001号）を公表しています。その指針によると医療従事者などは，患者などが患者の診療記録の開示を求めた場合には原則としてこれを開示しなければならないと

されています。そして，医療機関の管理者は，診療記録の開示手続を定めなければならないとされています。

このように，診療記録については原則，医療機関は任意で開示することが求められ，その手続を定めることも求められています。しかし，実際に訴訟になるようなケースでは，医療機関による診療記録の改ざんや隠蔽を防止するために，まれに証拠保全の手続が取られることがあります。

証拠保全とは，民事訴訟を提起する場合において，患者側が医療機関による診療記録の改ざんや隠蔽を防止するために裁判所を通じて証拠収集を行うことです（民事訴訟法第234条以下）。

証拠保全の方法としては，検証の方法（民事訴訟法第232条以下）を取ることが多く，実際に医療機関に裁判所の執行官がカメラマンなどと同行し，診療記録をカメラで撮影したり，医療機関のコピー機を用いて診療記録をコピーしたりします。

文書提出命令とは，医療事件においては診療記録が医療機関側に偏在していることから，原告である患者やその遺族が裁判所に医療機関側に対して診療記録を提出するように命令することを求め，裁判所が医療機関に対して診療記録の提出を命じる制度です。

患者・遺族からの要求

患者やその遺族は，医療機関から説明を受けたり，診療記録を取り寄せたりした後に医療機関側に落ち度があると判断した場合には，医療機関側に対して損害賠償を求めることになります。これに対して医療機関側から納得できるような提案がない場合には，患者や遺族が弁護士に相談することになります。

患者・遺族から弁護士への相談

患者やその遺族が弁護士に相談するタイミングは，ケースバイケースといえます。明らかな医療過誤の場合には最初から弁護士に相談するでしょうし，普段から懇意の弁護士がいる場合には早期にその弁護士に相

談したり，医療を専門とする弁護士を紹介してもらったりします。

任意交渉決裂・訴訟へ

　患者やその遺族が，医療機関に対して損害賠償を求めた場合において，医療機関側から納得できる案が出されない場合には訴訟になる可能性があります。

　なお，患者やその遺族が納得するかについては金銭的側面だけではなく，当該医療事故はなぜ起こったのか，何が問題であったのかについて丁寧かつ分かりやすい説明を受けて納得したかということも重要です。

　患者やその遺族が医療機関側の説明を理解し，納得した場合には，穏便な解決を望むことも考えられますし，逆に医療機関側の説明に納得できない場合には，たとえ医療機関側に過失がないケースであっても不信感を抱き，訴訟提起に至るケースもあります。その意味で，事故対応は，早い段階から弁護士と情報を共有しながら慎重に進めていく必要があるといえます。

訴訟になるケース

訴訟提起までいくケースの特徴

　訴訟までいくケースとしては，明らかに医療機関側に過失がある場合において任意交渉が決裂したケースや，患者やその遺族が医療機関側の対応について不信感を抱き，医療過誤か否かにつき明確な根拠や証拠もないまま訴訟提起に至るケースがあります。

医療機関の対策

　医療機関にとって，訴訟になることはさまざまなリスクを伴います。訴訟になると担当した医療従事者の精神的負担が大きく，また，医療機関側の過失が強く疑われるケースで重篤な結果が生じた場合には，マス

コミによって公表されてしまう可能性があり，その場合には医療機関の信用が失墜することにもなりかねません。

　前述のとおり，患者やその遺族が任意の交渉による解決では納得せずに訴訟提起するに至る原因としてさまざまなことが考えられます。そこで，医療機関としては早期に弁護士に相談することが肝要となります。できることならその弁護士は普段から顧問などで，当該医療機関のことをよく知っている弁護士が望ましいでしょう。

弁護士に相談するタイミング

　前述のように弁護士に相談するのは，できるだけ早いタイミングがよいでしょう。特に，患者に重大な傷害結果や死亡事故が生じた場合には，早い段階で弁護士に相談して今後の対応について協議しないと，下手な対応によって，より紛争が長期化することにもなりかねません。

　医療関係者の中には，弁護士は，訴訟になってから動くものというイメージを持っている人も多いかもしれませんが，これは全く間違った考え方です。弁護士の役割は，日々の医療機関の体制づくりから始まり，各種書面のチェックや有害事象発生時の対応など，紛争になるのを防ぐことであると考えます。したがって，平時から有事を想定しながら弁護士とコミュニケーションを取ってください。

　患者や遺族に対して事故の報告や，場合によっては謝罪を行わなければならないこともあります。その際にも，どのような説明や謝罪を行うかについてはあらかじめ弁護士と念入りに協議をしてから臨む必要があります。

職業賠償責任保険について

総論

　専門職業用の賠償責任保険の一種である医療関係の賠償責任保険には，医師賠償責任保険，看護職賠償責任保険，医療従事者賠償責任保険があります。医師賠償責任保険は，医師の医療行為に基づく賠償責任を補償したり，医療施設（建物・設備）や給食に基づく賠償責任を補償したりします。看護職賠償責任保険は，看護職（看護師，准看護師，保健師，助産師）を包括的に保険の対象者とし，看護職の個人責任部分を補償します。医療従事者賠償責任保険は，医療従事者（診療放射線技師，理学療法士，作業療法士，薬剤師など）を包括的に保険の対象とし，医療従事者の個人責任部分を補償するものです。

　他にも医療機関向け保険としては，個人情報漏洩保険，サイバー保険，医療廃棄物排出者責任保険，感染症・業務災害補償保険，雇用慣行賠償責任保険，クレーム対応費用保険などがあります。

　以下では，医師賠償責任保険と看護職賠償責任保険について説明します。

医師賠償責任保険

　医師が日本国内において行った医療上の過失によって，患者に身体の障害（障害に起因する死亡も含みます）が発生し，保険期間中に患者またはその遺族により損害賠償請求が提起された場合，患者またはその遺族に対して被保険者である医師が負担する法律上の賠償責任を補償するものです。医師特約条項と医療施設特約条項があります。

　医師特約条項の補償の内容としては，法律上の損害賠償金（治療費，休業損失，慰謝料など）のほか，訴訟になった場合の訴訟費用や弁護士費用も含まれますが，法律上の賠償責任が生じないにもかかわらず医療機関が任意で患者やその遺族に支払った見舞金は保険金の対象とはならず，補償されないことになります。

医療事故が起こった場合で，保険で補償される場合においても，法的責任を医師がどの範囲まで負うのかにつき適切な判断をせずに患者またはその遺族に損害賠償金を支払った場合には，保険によって補償が受けられない可能性があるため注意が必要です。

　そのため，医療事故が生じた場合には早期に弁護士に相談をし，医療行為における過失の有無のほか，損害賠償の範囲と相場となる金額について適切な認識を有することが必要です。

　医療施設特約条項は，保険期間中に医療施設において建物や設備の使用・管理上の不備に起因する事故，給食などの欠陥に起因する事故によって第三者の身体障害や財物損壊が発生した場合，被保険者が負担する法律上の賠償責任を補償するものです。

　保険の補償の範囲としては，身体賠償事故の場合は，治療費，休業損失，慰謝料など，財物賠償事故の場合は，修理費，再調達費など，訴訟になった場合には，訴訟費用，弁護士報酬が補償の対象となります。そして，医師特約条項の場合と同様，法律上の賠償責任が生じないにもかかわらず，被害者に対して支払われた費用は，保険金支払い対象とならない可能性があります。

看護職賠償責任保険

　看護職賠償責任保険とは，看護職の人の業務の遂行に起因して事故が発生した場合に，その看護職の人が法律上の賠償責任を負担することによって被る損害を補償する制度です。

　包括方式の保険の場合には，医療機関が加入者（保険料負担者）となり，すべての看護職を一括して被保険者とします。これに対し，個別方式として個々の看護職が入る保険もあります。

　看護職の人が業務を遂行する際に過失によって患者に障害や死亡の結果を生じさせた場合には，法律上は，その看護職の人が不法行為責任として患者に対して損害賠償責任を負い得ることになりますが，実際には，その看護職の人を雇用している医療機関や医師が使用者としての法

的責任を負うことになります。

　ただ，事案や状況によっては当該看護職の人も共同不法行為者として損害額の一部を負担することがあり，その場合には看護職の人の帰責割合に応じた金額の補償がなされることになります。

　保険金の支払い内容としては，身体賠償，財物賠償，受託物賠償，人格権侵害の賠償などがあります。

賠償責任保険の補償制度

　以上のように，医師や看護職の人が業務を遂行する上で過失によって患者の身体に障害を与えてしまったり死亡させてしまったりした場合においても，それが故意や重過失に基づくものでない限りは保険によって補償されることになります。この補償を適切に受けるためにも，業務上の過失に該当するか否か，損害の範囲，因果関係などについて，法的判断を行うことが必要です。

　患者や遺族との無用なトラブルを防止するために，法的責任を本来は負わない事案で相手方に金銭の支払いをした場合には，保険会社から補償を受けられず，保険会社とトラブルになりかねないです。

　そこで，医療事故が発生した場合には，賠償保険の補償を受けるために早期に弁護士と協議を行い，保険会社の担当者とも連携しつつ患者やその遺族への対応を進めることが重要です。

☑ **チェックリスト**

□医療安全＝医療訴訟予防である。

□医療安全体制の構築に弁護士を活用する。

□インシデント，ヒヤリ・ハット事例のフィードバックが重要。

引用・参考文献

1）医療事故調査・支援センター 2018年 年報，P.6，一般社団法人 日本医療安全
　調査機構，2019.

2）日本赤十字社名古屋第一赤十字病院ホームページ
　https://www.nagoya-1st.jrc.or.jp/document/2/safety/iryou-anzen-shishin.pdf
　（2020年１月閲覧）

3）和田仁孝他：医療事故対応の実践，P.144～145，三協法規出版，2009.

4）厚生労働省ホームページ 重要事例集計結果
　https://www.mhlw.go.jp/topics/bukyoku/isei/i-anzen/1/syukei4/9a.html
　（2019年10月閲覧）

5）ペルカミンＳ事件・最判平成８年１月23日，判例時報，1571号，P.57，1996.

第2章

医療訴訟

医療訴訟はなぜ起こるのか

医療訴訟とは

　医療訴訟とは，医療行為などにより患者の生命・身体や精神に被害を受けたと主張する患者側と，医師・医療機関・看護師などの医療補助者（医療機関側）との間の紛争につき，患者側が医療機関側の責任を追及するために提起する訴訟のことをいいます。

　医療訴訟は，「医療過誤訴訟」と呼ばれたりもします。「医療過誤訴訟」という呼び方は，医療機関側の過誤を前提にしている用語であるため，特に医療関係者の中には不適切であると感じる人もいますが，弁護士でも医療訴訟を「医療過誤訴訟」と呼ぶ人は散見されます。

　医療訴訟の件数は，年々増加してきました。昭和40年代に裁判所の第一審で新たに受け付けた医療訴訟の数は100件台であったのに対して，昭和50年代になると200件台，昭和60年代には300件台と増加し，平成11年には678件に増加しています。平成16年には，1,110件とピークを記録し，その後は減少傾向となり平成20年から平成30年までは700件から800件台を推移しています（**表1**）。

　医療訴訟が増加した理由としては，患者の医療に関する知識水準が高くなったことや，インターネットの普及などで簡単に医療情報に触れることが可能となり，患者と医師や看護師などの医療関係者との情報格差が少なくなっていることが指摘されています。医療訴訟を提起したいと法律事務所に相談に行く患者の中には，インターネットで医療知識を得るだけでなく，医療の専門書も読んで相談に行く人もいるようです。

　また，患者の権利意識が高まってきたことも，医療訴訟が増加した原因であると考えられます。患者の中には，医師や看護師が診療の際に適切な説明義務を果たすべきことや，判断に必要な情報をしっかりと患者に知らせる義務があることを知っていて，医療機関に説明を直接要求するというケースも増えてきています。ニュースやSNSでは医療機関が医

表1●医事関係訴訟事件統計

医事関係訴訟事件の処理状況及び平均審理期間

（平成11～30年）

年	新受	既済	平均審理期間（月）
平成11年	678	569	34.5
平成12年	795	691	35.6
平成13年	824	722	32.6
平成14年	906	869	30.9
平成15年	1,003	1,035	27.7
平成16年	1,110	1,004	27.3
平成17年	999	1,062	26.9
平成18年	913	1,139	25.1
平成19年	944	1,027	23.6
平成20年	876	986	24.0
平成21年	732	952	25.2
平成22年	790	921	24.4
平成23年	770	801	25.1
平成24年	788	844	24.5
平成25年	802	803	23.3
平成26年	864	793	22.6
平成27年	830	787	22.8
平成28年	862	790	23.2
平成29年	839	779	24.3
平成30年	785	803	23.5

（注）　1　医事関係訴訟事件には，地方裁判所及び簡易裁判所の事件が含まれる。
　　　　2　本表の数値のうち，平成16年までの数値は，各庁からの報告に基づくものであり，概数である。
　　　　3　平均審理期間は，各年度の既済事件のものである。
　　　　4　平成30年の数値は，速報値である。

裁判所ホームページ
http://www.courts.go.jp/saikosai/iinkai/izikankei/index.html（2019年9月閲覧）

療訴訟で敗訴したという情報が拡散されているため，患者の中にはそういったニュースを観て，自分の場合も医療訴訟で勝てるのではないかと考え，法律事務所に相談に行く人もいると聞きます。

患者の医療知識の増加と権利意識の高まりという流れは，今後も続くと想定されることから，医療訴訟の件数が大きく減少することは考えられず，医療機関が医療訴訟を受けて立たなければならない事態になることも決して少なくないことでしょう。

医療訴訟は時間がかかる

医療訴訟は非常に審理期間が長いのが特徴です。民事訴訟の裁判の審理期間は平均6.5カ月ですが，医療訴訟の平均は23.5カ月です（平成30年統計）。

なぜこんなに時間がかかるかというと，当然のことながら弁護士も裁判官も法律の専門家であって医療の専門家ではないからです。医療紛争は専門性が高いため，患者側の弁護士も医療機関側の弁護士も十分な主張をしたり，効果的な証拠を出したりすることが困難であり，他方，裁判官も医療の知識が十分にない場合が多いことから，自信を持って判断ができず，双方の弁護士に対し医学文献や専門家の意見の提出を求めるなどして，裁判官の理解のために時間がかかることなども原因であると考えられます。

医療訴訟の多くは医療機関が勝つ？

一般民事訴訟における原告の勝訴率は毎年80％を超えているのに対し，医療訴訟の原告側の勝訴率は18.5％（平成30年統計）です。多くの訴訟で原告である患者側が敗訴し，医療機関側が勝訴しているかのように思われます。

しかし，医療訴訟の中で，判決に至っているのは約30％であり，約50％は和解で終了しています（平成30年統計）。和解の内容はさまざまですが，審理の進行によって医療機関側の過失が明らかになると，医療

機関側は敗訴が公開されることを恐れて和解に応じることも多く，和解で一定の賠償金を医療機関側が支払う場合も考えると，決して医療機関側が多く勝つとはいえない状況が浮かび上がってきます（**表2**）。

　前述のとおり，一旦医療訴訟になると，医療機関は長年にわたり被告として時間と費用を費やすことになります。そして，医療知識に明るくない弁護士が代理人として付くと，裁判の準備のために，その弁護士の理解のために，医療安全部の担当者などが膨大な事務作業という負担を強いられることになります。すなわち，医療訴訟を起こされること自体が，医療機関にとって大きな負担となります。

医療訴訟が起こってしまう理由

　医療訴訟では，他の訴訟と比べて患者の被害者感情が特に強い場合が多いという話を聞くことが多いです。

　なぜなら，医療訴訟の患者は，身体に対し，何かしらの損害を負っており，「なぜ自分だけが医療ミスでこのような損害を負ってしまったのか」などと，医療への期待を裏切られた感情と身体への損害を負った痛みと悲しみを抱えていることが多いからです。中には，医療事故による精神的ダメージで心療内科に通っている患者もいます。

　このように，他の民事事件と比べて被害者感情が強いという点が，紛争が深刻になり，訴訟にまで発展する一因です。

　もう1点は，患者と医療関係者のコミュニケーション不足が原因として挙げられます。医師などの医療関係者から横柄な態度で対応されたとか，医療事故後にカルテの開示を請求したが，何かと理由をつけてカルテの開示に応じなかったとか，手術の前に手術の内容について十分な説明を受けていないとか，医療事故前後も含めて医療行為の内容を十分に説明してくれなかった，説明義務を果たしていないのではないか，などと訴えてくる患者の話を耳にします。他方，医療関係者から説明もしっかりされ，良く対応してもらったので，悪い結果については残念であるけれども，訴訟提起までは望まないという患者や遺族もいます。

表2●医事関係訴訟事件の終局区分別既済件数及びその割合 （平成11～30年）

年	区分	判決	和解	請求の放棄	請求の認諾	取下	その他	計
平成11年	件数	230	267	4	0	37	31	569
	割合	40.4%	46.9%	0.7%	0.0%	6.5%	5.4%	100.0%
平成12年	件数	305	317	0	0	40	29	691
	割合	44.1%	45.9%	0.0%	0.0%	5.8%	4.2%	100.0%
平成13年	件数	334	318	1	0	31	38	722
	割合	46.3%	44.0%	0.1%	0.0%	4.3%	5.3%	100.0%
平成14年	件数	386	381	1	0	63	38	869
	割合	44.4%	43.8%	0.1%	0.0%	7.2%	4.4%	100.0%
平成15年	件数	406	508	4	3	47	67	1,035
	割合	39.2%	49.1%	0.4%	0.3%	4.5%	6.5%	100.0%
平成16年	件数	405	463	2	0	49	85	1,004
	割合	40.3%	46.1%	0.2%	0.0%	4.9%	8.5%	100.0%
平成17年	件数	400	529	0	0	46	87	1,062
	割合	37.7%	49.8%	0.0%	0.0%	4.3%	8.2%	100.0%
平成18年	件数	402	607	1	1	50	78	1,139
	割合	35.3%	53.3%	0.1%	0.1%	4.4%	6.8%	100.0%
平成19年	件数	365	536	1	1	47	77	1,027
	割合	35.5%	52.2%	0.1%	0.1%	4.6%	7.5%	100.0%
平成20年	件数	371	493	3	0	40	79	986
	割合	37.6%	50.0%	0.3%	0.0%	4.1%	8.0%	100.0%
平成21年	件数	366	473	2	0	38	73	952
	割合	38.4%	49.7%	0.2%	0.0%	4.0%	7.7%	100.0%
平成22年	件数	324	488	3	1	51	54	921
	割合	35.2%	53.0%	0.3%	0.1%	5.5%	5.9%	100.0%
平成23年	件数	294	406	5	0	31	65	801
	割合	36.7%	50.7%	0.6%	0.0%	3.9%	8.1%	100.0%
平成24年	件数	319	433	3	0	34	55	844
	割合	37.8%	51.3%	0.4%	0.0%	4.0%	6.5%	100.0%
平成25年	件数	305	398	2	0	30	68	803
	割合	38.0%	49.6%	0.2%	0.0%	3.7%	8.5%	100.0%
平成26年	件数	280	372	2	0	58	81	793
	割合	35.3%	46.9%	0.3%	0.0%	7.3%	10.2%	100.0%
平成27年	件数	282	387	2	3	32	81	787
	割合	35.8%	49.2%	0.3%	0.4%	4.1%	10.3%	100.0%
平成28年	件数	269	404	4	1	44	68	790
	割合	34.1%	51.1%	0.5%	0.1%	5.6%	8.6%	100.0%
平成29年	件数	254	424	4	0	27	70	779
	割合	32.6%	54.4%	0.5%	0.0%	3.5%	9.0%	100.0%
平成30年	件数	253	421	2	1	37	89	803
	割合	31.5%	52.4%	0.2%	0.1%	4.6%	11.1%	100.0%

(注)　1　医事関係訴訟事件には，地方裁判所及び簡易裁判所の事件が含まれる。
　　　2　本表の数値のうち，平成16年までの数値は，各庁からの報告に基づくものであり，概数である。
　　　3　平成30年の数値は，速報値である。

裁判所ホームページ　http://www.courts.go.jp/saikosai/iinkai/izikankei/index.html（2019年9月閲覧）

そのため，ある二つの医療機関が，全く同じ医療行為をしていても，各医療機関の説明の丁寧さや態度，姿勢，体制により，医療訴訟が生じる可能性には大きな差が生まれます。

　医療機関の体制については，医療安全に対する意識の差が出ます。医療機関の保険診療は点数制（歩合制）で，単価が決まっているため，医療機関としてはある程度患者の数を増やしていくことが経営上は重要なため，どうしても一人ひとりの患者にかけることができる時間には限界があるという部分もあることでしょう。

　ただし，利益一辺倒になると，患者の医療安全に対する意識が低くなったり，患者に対する医療行為を行う際の説明が疎かになったりしてしまいがちで，患者との紛争が生じてしまう一因になってしまいます。医療機関にとって，安全管理がなされていない医療は，百害あって一利なしです。医療においては，「安全」以上のブランドはあり得ません。

訴訟になる前の示談交渉

　医療事故を巡る紛争では，医療訴訟に至る前に示談が成立し，紛争が終結する場合もあります。示談で紛争が終結する場合の具体例としては，医療機関がミスを認めて，患者に謝罪し，患者も謝罪を受け入れるとともに，医療機関側が患者側に一定の解決金を支払って終了する場合もありますし，医療機関側が患者を呼んで説明会を開き，患者も一応説明に納得して終了する場合もあります。中には，患者側が医療機関側に再発防止策と謝罪を求め，医療機関側が患者側の要望を受け入れることで，紛争が終結する場合もあります。

　しかし，医療事故については，患者の被害者意識が強く，労働事件などの他の事件と比べて，示談で紛争が終了する場合はあまり多くないようです。また，医療機関側は医師会などで賠償保険に入っているものの，訴訟になる前早期の段階である交渉の段階では，保険会社が過失の有無の適切な判断をすることができず，また，対応を依頼する医療機関側の弁護士も医療知識について明るくなく，適切な見通しをつけることがで

きない場合がほとんどです。したがって，保険会社としては，過失あり（有責）と判断されるような場合であるにもかかわらず，稟議を通せないなどの理由で適切な賠償をすることができないため，医療機関側も判断がつかない以上，医療事故の責任を否定せざるを得ないという事情もあります。

　結局，患者側が，過失が裁判において認められるハードルの高さや訴訟費用などの面で諦めてそのままになるか，弁護士に依頼して訴訟を起こしてくるか，そのどちらかのケースが多いです。

　通常の民事訴訟で，特に簡易裁判所に訴訟提起される事件の場合には，弁護士を付けずに本人が訴訟を提起する本人訴訟も散見されますが，医療訴訟の場合，専門性が高いことに加えて，裁判で過失などを証明するハードルも高いため，本人訴訟の例はほとんどありません。

　一方，示談成立による紛争の終結は，患者側はもちろんのこと，医療機関側にとってもメリットが大きいといえます。訴訟になると，さまざまな医療関係者が弁護士からヒアリングを受けたりする場合も多く，膨大な時間を浪費してしまいます。具体的には，裁判所に提出する書面の検討，裁判所への尋問のための出頭などで医療機関側の時間的な負担は相当長いものとなります。加えて，裁判では準備書面の細部にわたる事実関係の主張・反論が続いていくため，特に当事者である医療関係者の精神的な負担があることも見過ごせません。

　医療機関側としては，紛争を早期かつ円満に収めることが，職員の時間的・精神的負担を減らして，本業に集中してもらうためにも望ましいです。そのためには，訴訟に至ったらどうなるかを適切に見極め，少しでも訴訟で負ける可能性がある場合には，損害保険会社に適切に説明をし，早期に紛争を終結させることが医療機関側の弁護士にとって何より大切です。まさにここが，弁護士による能力の差が出るところです。できる限り裁判にしないようしっかりとした医療を専門とした弁護士による対応を早期に行うことが，医療機関にとって何より大切といえるでしょう。

医療訴訟の実態

裁判官は医療に詳しいか

　医療機関が医療訴訟を提起されたとき，医療機関側は，自らの医療行為が正当であると主張するために，裁判所に主張や証拠を提出して，自らの正当性を証明していく必要があります。

　そこで，裁判官はそもそも医療にどれほどの知識があるのか，裁判官はどのように判断をするのかを理解する必要があります。

　東京地方裁判所や大阪地方裁判所など大規模な裁判所には医療集中部という医療訴訟を数多く扱う部署があり，裁判官が集中的に医療事件を扱うことで，医療に関する知見をある程度有している場合もありますが，多くの裁判所では，医療訴訟の証拠や医学的知見を提出しても，裁判官に理解してもらうハードルは高く，非常に困難な作業と手間がかかります[*3]。

　したがって，医療機関側も患者側も，裁判官が医療に関しては素人であることを前提に，一から分かりやすく自らの主張の内容を説明していく必要があります。

裁判官は何から医学的知見を獲得しているか

　医療訴訟においては，医療関係者の過失（注意義務違反）の有無や，過失と悪しき結果との間の因果関係の有無が判断されることになります。

　裁判官は，基本的には原告（患者側）と被告（医療機関側）が提出した証拠に基づいて医学的知見を獲得しています。

　医療訴訟で証拠として提出されるものには主に，①診療録（以後カルテ）・看護記録・施術録，②CT，MRIなどの画像・動画，③医学文献，④医薬品の添付文書，⑤診療ガイドライン，⑥協力医の意見書などがあります。

＊3　なお，医療集中部は，医療事件を集中して扱うための部署であり，医療事件のみを「専門」で扱う部署ではありません。

①カルテ・看護記録・施術録は，裁判官が医療訴訟において事実関係を認定するための重要な証拠であり，医療訴訟では証拠として提出されます。

カルテは，どのような診療行為が行われたのかを知る手がかりとなるもので，そこに記載されている事実は，特別の事情がない限り，存在したものと認定され，そこに記載されていないことについては，医療関係者がそれを行わなかったと判断されることが多いです。

最近は電子カルテが整備され，文字が読みにくいということは少なくなりましたが，手書きのカルテの場合には，文字の判読が難しく，裁判所が被告である医療機関側にカルテの翻訳を求めることもあります。また，そもそもカルテは原告が出すものではなく，被告である医療機関側が証拠として提出するべきであると考えている裁判官も多いです。

②CT・MRIは患者の状態を客観的に示す重要な証拠となる場合が多く，訴訟で提出される場合が多々あります。

③医学文献としては，PubMedなどで検索してヒットする最新の論文のようなものに限らず，例えば，基礎知識を説明するために『内科学』（朝倉書店），『標準〇〇学』のシリーズ（医学書院），『南山堂医学大辞典』（南山堂），医学生や看護師向けの『病気がみえる』のシリーズ（メディックメディア）などが提出されたりすることもありますし，もっと初歩的な教科書を添付することもよくあります。

④医薬品の添付文書については，添付文書に記載された使用上の注意事項に従わなかったことによって医療事故が発生した場合には，特段の合理的事情がない限り，当該医師の過失が推定される旨を判断した最高裁判所の裁判例があります（第１章P.28注２参照）。医療機関側としては，添付文書の記載に反する医療行為を行った場合には，医療機関側が医学文献その他の医学的知見に基づいてその理由を明らかにする必要があります。

⑤診療ガイドラインは，当該診療について医療者のコンセンサスが反映されているものであり，医療水準を認定する上で重要な証拠となり得ます。ガイドラインに則らない医療行為がなされたときに，医療機関側

としては，ガイドラインに則らなかったことにつき合理的な理由があることを証明していく必要があります。

⑥協力医の意見書などは，裁判所が医学的知見を事実関係に当てはめて判断を下す際に重要な役割を果たします。医学的知見について裁判所に文献が提出されていても，当該患者についてその医学的知見がどのように適用されるかについては，裁判官も医学の専門家ではないため，判断に迷うと考えられるからです。

裁判官の思考過程

１．医療界と法曹界の違い

医療界と法曹界では常識が異なることがあります。一例を挙げると，紙媒体の文献への評価の違いがあります。

裁判官は概して証拠も含めて紙媒体の文献を重要視することが多いといえます。そのため医療訴訟では，裁判官から紙媒体になっている医学文献の提出を求められることが多いです。

他方，医療の分野では，教科書や紙媒体を必ずしも絶対視しない傾向があります。医療においての常識は議論されず，文献もないことから，訴訟において医療の常識を文献で提出することに困難を伴うこともあります。

２．裁判官は医療の専門家ではない

裁判官は，当然のことながら医療の専門家ではないため，医学的な知見については，自信を持って判断を下せる裁判官は多くないと思われます。医学的知見の一般論については原告と被告の間に争いがない場合も多いですが，当該患者の事例に医学的知見を当てはめて考慮すると過失があるのかどうかについては，裁判官は，医師の意見書や裁判所で選定する専門委員の意見などを重視して判断を下しているものと思われます。したがって，医療の専門家の意見が裁判においては極めて重要になり，患者側については，専門家の意見書をなかなか入手できずに，十分な証明ができないことが多いです。そうすると，医療機関側が労せずして勝ってしまうという実態もあります。このことで医療機関側の弁護士が慢心

してしまい，医療機関側もきちんと再発予防ができず，医療安全にきちんと取り組む契機を失ってしまっているという現状もあります。

医療訴訟の進め方

医療訴訟は，審理と裁判に専門的知見が必要であることから，総じて審理期間が長期化する傾向があります。

裁判所は，医療訴訟の迅速な審理を実現するために，具体的な診療経過を把握し，原告患者側の主張と被告医療機関側の主張を対比して，争いのない点と争いのある点を確定する争点整理を行います。

医療訴訟では，原告である患者側が，過失に関する事実，因果関係，損害や医学的知見について主張し証明する責任を負っています。被告医療機関側は，原告である患者側のように証明責任は負っていないのですが，当該患者に関する診療経過や必要な医学的知見について，積極的な訴訟活動を行うことを裁判所から求められます。これは，患者側と医療機関側とを比較すると医療機関側が多くの患者に対する情報を持っていて，情報が偏在するなどの状況があること，患者と医療機関の間では診療契約が締結されていること，迅速かつ公正な裁判を実現するためには専門知識を有する医療機関側の積極的な訴訟活動が必要であることなどの事情を裁判所が考慮しているからです。

医療訴訟における争点整理手続では，まず原告が訴状で主張した診療経過及び過失，結果，損害，過失と結果との間の因果関係について，被告が認めるか認めないのかを答弁し，具体的な反論をするとともに，診療経過一覧表を作成し，被告医療機関におけるカルテなどに翻訳を付けて提出するのが一般的です。

原告はこれを受けて，被告が提出した診療経過一覧表に，その内容を認めるか認めないか，また，新たに主張する事実があれば，その事実を記載して被告に交付します。また，原告は，被告の主張を踏まえ，原告が主張する過失などの内容について，原告の主張を修正したり，さらに具体的な事実を書いたりして，主張をより詳細なものとしていきます。

裁判所は，原告及び被告の主張の不明な点や不足する点について質問をし，各主張の裏付けとなる医学文献の提出を促すなどして，訴訟を進行していきます。

　両当事者の主張や証拠の整理が進み，両当事者と裁判所がもうそれ以上主張と証拠を整理する必要がないと判断した場合には，争点に対する人証調べ（原告，被告当事者及び協力医などを裁判所に呼んで尋問を行う手続）や鑑定を行っていくことになります。

　争点整理とそれに続く人証調べの結果，裁判官は争点に対する心証を形成し，判決を下します。

患者側弁護士の活動

1．調査

　患者側から医療事故の相談を受けた弁護士は，まず医療機関側の過失の有無や，過失と悪い結果との間に因果関係が認められるかについて調査を行うことになります。患者側弁護士自身は多くの場合医師や看護師などの医療系資格を有していません。また，医療現場で働いたこともなく医療については専門性を有していないため，患者の話を聞いてもすぐに医療機関の責任の有無について見通しを立てるのは困難なケースが多いでしょう。

　そこで，患者側弁護士は，訴訟の前段階として，訴訟についての契約とは別に，患者との間で調査受任契約を結び，まずは医療機関側の過失や過失と結果の因果関係が認められるかを確かめるための調査を行う場合もあるようです。

　具体的には後述のように患者のカルテを開示請求し，入手した上で，過去の医療事故の裁判例や医療文献などを調査し，協力医師に意見を求めたりして，調査を行うのが一般的な流れです。

2．カルテの開示請求

　カルテの開示については，患者自身が開示請求しても医療機関が開示してくれなかったという事例もあるようですが，あまり多くはなく，大半の医療機関が開示請求に応じています。

３．証拠保全手続

　医療機関側がカルテを開示しないと，医療機関側がカルテの改ざんなどをする可能性があるといわれ，患者側弁護士が，証拠保全を裁判所に申し立てることもあります。

　証拠保全が決定されると，多くの場合「検証」が行われることになります。「検証」とは，証拠保全決定をした裁判所が検証物（カルテや画像写真）の保管場所に赴いて対象物の検証を実施することをいいます。

　証拠保全が裁判所により決定された場合には，裁判所は医療機関側に対し，期日の呼出状，証拠保全の決定書などを送付しますが，送付の時期については，医療機関側の立会いの機会を確保する要請と送付後に医療機関側が対象物を改ざんすることを防止する要請とを考慮し，証拠調べの開始時刻の１時間程度前に送付されることが多いようです。

　実務上は，証拠保全の申立てを行った患者側が，カメラマンと同行してカルテなどを撮影していく方式が採られます。最近は電子カルテが普及していますが，電子カルテの検証の実施方法については，検証の対象物が電磁的記録であり，そのままでは外形的に認識することができません。そのため，これをディスプレイ上に表示したものを確認するか，電子カルテが印刷された紙面を確認する方法により検証を行います。このような証拠保全をされたくないため医療機関側としては，任意の開示請求に応じるようにしているのが実情です。

４．調査の回答

　適切な調査が行われれば，医療に明るくない弁護士であっても，ある程度，過失や過失と結果の因果関係の有無の見通しをつけることもできるかと思います。もっとも，例えば，CT画像やMRI画像などの読影が問題となる事案では，医療に詳しい弁護士でも判断がつかないことが多く，そのような場合は協力医師の意見を参考に，調査の回答を行うことになります。

　調査の回答については，書面で回答書などを作成する弁護士が多いかと思います。

５．説明会の開催・文書での説明の申入れ

　患者側弁護士は，調査の結果医療機関側に過失が認められる可能性があると思われる場合，医療機関側に説明会を開くよう要請し，医療機関側による説明を求めてくることもあります。

　また，内容が複雑である場合や口頭での説明に困難を伴う場合などは，文書で患者側の持っている疑問や診療経過，診療内容について，医療機関側に説明を求めてくることがあります。

６．訴訟外での示談交渉

　患者側弁護士は，調査や説明会，文書でのやりとりの結果，医療機関側に責任があるとの見通しを持った場合，ある程度の根拠を示して，訴訟外で医療機関側に損害賠償請求をしてきます。

　医療機関側が一定の解決金を支払うことで，訴訟前に紛争が解決する事例もありますが，医療紛争の場合には，他の民事事件と比べても，示談でまとまる割合はそれほど多くはありません。原因としては，過失が認められた場合の損害賠償額が多額になるため，患者側と医療機関側がなかなか金額の面で折り合えないことや，患者側の感情面（被害者意識の強さ）の問題が挙げられます。

　何より，医療機関側の弁護士が医療に関する知識がなく，何でもむやみに患者側の要求を突っぱね，患者側としては訴訟しか手段がなくなってしまうという残念なことも多く聞きます。医療機関側の弁護士としては，できる限り医師と患者の信頼関係を断ち切らず，よく説明をし，適切に見通しを立てて，無駄な訴訟を回避するように全力を尽くさなければなりません。

７．民事調停・医療ADR

　医療ADRについては，P.63以降に詳述しますので，ここでは民事調停についての簡単な概要を説明します。

　民事調停は，当事者の話し合いによる合意により紛争を解決する手段です。したがって，当事者の合意が得られる可能性が全くない場合には，民事調停は選択肢となり得ません。医療機関側の過失について，患者側

と医療機関側の見解が全く一致しない場合については，民事調停がまとまる可能性はありませんから，患者側としては，訴訟を選択することになるでしょう。

患者側が民事調停を起こすメリットとしては，医療機関側に謝罪や事故の説明，再発防止を求めるなど柔軟な解決が可能になる点が挙げられます。

また，医療機関側からも民事調停を起こすことがあります。

民事調停が有効な選択肢となる事例としては，医療機関側が過失などに関する責任を認めているが，賠償額については争いがある場合，損害額が比較的少額である場合，患者側が金銭の支払いよりも謝罪などを求める場合などが考えられます。医療機関側が申し立てる場合は，患者が過度な要求を通そうとして業務妨害にまで発展している場合が典型例です。

8．刑事処分・行政処分

医療従事者が刑事で起訴された事例は過去にもあります。また，医師法は，戒告，3年以内の医業の停止，免許の取消しといった行政処分を定めており，実際に行政処分が下された事例もあります。

特に，医療事故が社会問題化し始めてから捜査機関は刑事責任の追及も行うようになり，極めて例外的であった行政処分も下されるにようになってきています。また，特異な経過を辿り患者が死亡した場合などには，医療関係者が警察から事情聴取などを受けることもあるようです。

医療訴訟に発展するような事故の患者やその家族の中には，医師の行政処分や刑事処分を求めてくる人もいます。患者側弁護士が，依頼者の強い要望により刑事告訴などの手段を採ってくる場合もあり得ます。医療機関側の弁護士としては，この点についても適切に対応する必要があります。

9．損害賠償請求訴訟

訴訟外で示談交渉がまとまらない場合や民事調停がまとまらない場合には，患者側は医療機関側に対し，損害賠償請求訴訟を提起することになります。

医療事故は大きく作為型と不作為型に分かれます。作為型とは，手術中の臓器の損傷や投薬による副作用など医療行為を行ったことが原因となって結果が発生する類型です。これに対し，不作為型は見落としや誤診などによって行うべき医療行為がなされず，疾病が悪化する類型です。

　作為型の事故では，患者側は，医療事故の原因となった医療行為を特定し，その医療行為が医療機関側の過失であると主張して，その医療行為によって被害が発生したことを主張してくることになります。

　不作為型の事故では，患者側は，患者の疾病悪化の過程を明らかにし，診断や治療が可能であったことや，診断や治療あるいは転院を行えば結果が回避できたことを主張してくることになります。

医療機関側弁護士の活動

１．診療経過の把握

　医療紛争が生じた際，医療機関が弁護士に相談を持ちかけるきっかけは，患者側弁護士から医療事故の説明を求める書面が届いた時などです。もちろん，患者が弁護士に委任をせずに，医療機関側に説明を繰り返し求めてくることにより紛争が顕在化し，弁護士が相談を受けることもあります。

　医療紛争が生じたときに，まず医療機関側の弁護士が行うことは，医療安全担当の医師などの医療機関の安全管理に携わる職員から，医療事故の経過や経緯を現場に赴いて，担当者から事故の経緯などを直接聴取することです。

　なお，医療事故が生じてすぐに顧問弁護士に連絡・報告をし，医療機関側から患者やその家族に対して説明を行う方が望ましい対応であるということは，いうまでもありません。

２．クレーマーへの対策

　医療紛争は，特に医療機関側に過失や落ち度がなくとも，悪質なクレーマーの存在により引き起こされたりすることも多いです。クレーマーは自らの気に入らないことをことさら問題化して，自己の要求（特に金銭

要求が多い）を通そうとしてきます。このようなクレーマーについては，相応の理由がある患者の医療紛争とは分けて，毅然とした対応を取ることが医療機関側に求められています。医療機関の職員が精神的に疲弊しないためにも，クレーマーへの対処法は医療機関側で事前に策定しておくことが望ましいでしょう。弁護士は，医療機関とクレーマーとの間に立って，クレーマーとの窓口として，医療機関の防波堤のような仕事を行うこともあります。

3．説明会への立会い

説明会では，医療機関側の担当医師などから患者側の質問に対し，丁寧に回答をしていくことになります。この説明会に先立ち，弁護士は，担当医師など医療機関側の関係者と打ち合わせを行い，回答する事項につき法的に問題がないかを検討するなど，医療機関側が説明をしたことにより不必要なリスクを負わないよう助言をします。

説明会の本番では，患者側の関係者が医療機関側への怒りなどから，過度に攻撃的な発言や名誉毀損的な発言をする場合には，弁護士はそのような発言が問題であることを指摘し，穏便に対話がなされるよう助言・活動をしていきます。この際大切なのは，患者と信頼関係があるのは医師なので，弁護士が代わりに何でも話したり，医師の説明を遮ったりしないことです。このようなことをすると，かえって患者側から不審がられてしまうからです。

説明会の発言内容の録音については，無断で録音をすると患者側の怒りに油を注ぐことにもなりかねないため，患者側の了解を得て録音をすることが望ましいでしょう。

4．患者側の質問に対する書面での回答

説明会の開催については，関係者の時間の調整や場所の確保などが必要となり，医療機関側にとっては大きな負担になります。そこで，患者側の要望がない限りは，患者側の疑問などに医療機関側が書面で回答することもあります。

患者側の疑問に対しては，まずは医療機関側が回答を作成し，弁護士

が修正することもあれば，弁護士が聴取した事情を踏まえて回答書を一から作成する場合もあります。

　医療機関側の弁護士としては，回答書の作成において，後に訴訟に至る可能性も考慮しつつ，法的なアドバイスをします。

5．訴訟対応

　医療訴訟は，訴訟に至るまでに，前述したような説明会が開催され，書面のやり取りが積み重ねられるケースもあれば，損害賠償を請求する書面が届いた後すぐに訴訟になるケースもあります。

　訴訟に至った場合，医療機関側の弁護士は，医療関係者と面談し，十分な打ち合わせを行います。そして，予想される争点について医学文献の調査を行います。また，医学的知見については医療関係者に質問するなどの調査を行い，原告患者側の主張に対し，反論を行います。

　訴訟の途中で，訴訟上の和解が成立することも多いのも医療訴訟の特徴です。医療訴訟の約半数は和解で終了しています。

　訴訟における和解には，「医療機関は今回の事故を真摯に受け止め，よりよい医療の実現に努力する」といった条項が入るケースもあります。患者側も医療機関側も，悲惨な医療事故は二度と起こしてはならないとの思いでは，変わるところはないためです。望ましい結論としては，患者が重度の後遺症を負った場合などでも，当該医療機関に通い続けることができるような形といえます。できれば，訴訟にならずにそのような結論に至るのがベストです。そのため，いかにして医療機関と患者との信頼関係を維持し，紛争を解決するかが重要となります。

患者側弁護士と医療機関側弁護士が分かれている理由

　普通の民事事件，例えば交通事故事件であれば，加害者側の事件も被害者側の事件も両方担当する弁護士は少なくありません。

　これに対し，医療訴訟では，患者側のみの事件を担当する弁護士，医療機関側のみの事件を担当する弁護士と分かれているのが一般的です。

　これは医療機関側を担当する弁護士が，特定の医療機関の事件を担当

することで，当該医療機関の内情を知った後に，その知識を生かしてその病院に対し，患者側を代理して損害賠償請求をする可能性があるとすると，医療機関側としては，いつ患者側になるかもしれない弁護士に，医療機関の内情を明かすことに萎縮してしまうため医療機関側としては医療機関側のみを担当する弁護士に依頼をしたいとの動機が強く働くことが一因であると考えられます。他方，患者側弁護士として医療訴訟を多数扱っていくためには，専門的知識と協力医の確保が求められるとともに，敗訴する可能性も高いため，弁護士としての強い信念がないとなかなか手を出せない分野であることなどが理由なのかもしれません。

医療訴訟の予防方法

患者との適切なコミュニケーション

　インターネットの普及などで，容易に医療情報に触れることが可能となり，患者の中には，医療についてよく勉強している人も散見されます。弁護士に相談に来る前に医学書やインターネットの情報をプリントアウトしておいて，「これは過失ではないですか」と弁護士に尋ねてくる患者もいるようです。

　患者の自己決定権を重視する考え方やインフォームド・コンセント（医師などの適切な説明により十分に理解をした患者から有効な同意を得た上で治療に当たること）という考え方が社会で普及するようになり，医療行為については，自らが主体的に決定したいと考えている患者も増えています。

　そのような時代の流れに合わせて，医療従事者は，患者に対し，医療行為について十分に説明して，患者の同意を得て，治療を進めることが望ましいことはいうまでもありませんが，実際不十分なケースが散見されます。

　医療訴訟に至る事案には，患者に対し，医療従事者がおざなりな説明

しかしていないとか，医療事故が発生した前後に患者が十分に説明を受けていないといった，患者やその家族の医療従事者や医療機関への不信感が増幅されて訴訟にまで至ってしまったものが，少なからず存在します。こうした背景には，患者からの同意を得た「つもり」だったり，医療安全の正しい知識の不足，弁護士とのコミュニケーション不足が原因として挙げられます。

　患者が亡くなってしまった場合などで，患者の遺族からのカルテ開示請求に対し，医療機関側がカルテの開示を拒んだことで，何か真実を隠しているのではないかと遺族が疑心暗鬼になり，弁護士に依頼して訴訟にまで発展した事案もあります。

　逆に，一定の過失が医療従事者に認められる可能性がある事案でも，医療機関側が弁護士とともに直ちに原因を究明し，すぐに適切な説明をして，しかるべき賠償を行い，同じ事故が生じないよう再発予防策を策定・実施したことにより，責任追及はしないという決断をする場合もあります。

　患者側と医療機関側のコミュニケーションが不足すると，患者側はどんどん疑心暗鬼になり，あるいは不満や怒りが増幅し，紛争が深刻化するリスクが出てきてしまいますので，医療機関側弁護士としては平時から医療機関とコミュニケーションを取り，院内セミナーなどを通じてインフォームド・コンセントなどの重要性について周知徹底していかなければなりません。

説明義務とは

　医療訴訟では，患者側が医療過誤の過失と独立して医療従事者の説明義務違反を主張することが多く，医療機関としては説明義務の内容を理解しておく必要があります。

１．説明すべき項目

　医師などの説明義務は，「診療契約に付随する義務」と位置付けられています。それでは，医師は一体何を説明すればよいのでしょうか。

最高裁判所の判決は，医師が説明すべき項目として，「手術の内容及びこれに伴う危険性…患者の現症状とその原因，手術による改善の程度，手術をしない場合の具体的予後内容，危険性について不確定要素がある場合にはその基礎となる症状把握の程度，その要素が発現した場合の対処の準備状況等」を挙げています（最判昭和56年6月19日〈判例タイムズ，447号，P.78，1981〉）。

　ただし，医師の説明義務に関しては，具体的な医療行為がなされるべき状況はさまざまであり，事案ごとにその内容，程度を判断せざるを得ず，画一的，一般的な基準を提示することは困難です。

　説明義務の範囲については，医療行為の危険性が大きく，危険が発生した場合の結果が重大な場合には，より詳しく説明をすることが求められるのに対し，患者が既に十分に理解している事柄や社会的常識に属する事柄については，説明を省略したり，簡略化したりすることは認められます。

2．医療行為の説明と医療行為に付随する危険性

　医師は実施しようとする医療行為の内容について説明をする必要があります。治療をしないで放置するとどうなるか，治療の方法が複数ある場合には，それぞれの治療法のメリット・デメリット，危険性などを説明しなければなりません。

　患者は，治療行為が成功するかどうかについて当然大きな関心を持っていることから，医師は，治療行為の危険性について患者の同意を得る前提として説明しなければいけません。どの程度の危険性がある場合に説明が必要かについては，発生する結果の重大性と相関するものと思われます。発生した場合の患者への影響が大きい場合には，たとえリスクが小さくても説明をするべきでしょう。

3．説明義務と患者の自己決定権

　医師は，患者にとってその時点での医療水準に達すると考えられる医療行為を説明する必要があります。

　しかし，医師が最善と考えられる医療行為について患者に説明したと

しても，患者が自己の信条や宗教上の理由により，医師が勧める医療行為を拒否した場合には，たとえ医師からみて患者の選択が不合理であると思えても，医師としては患者の自己決定を尊重する必要があります。

　参考となる裁判例としてはエホバの証人事件があります*4。この事件では，輸血を禁忌とするエホバの証人の信者である患者が，医師に対して輸血を拒否する意思を明確に表示していたにもかかわらず，肝臓の腫瘍を摘出する手術を受けた際に輸血され，これによって精神的損害を被ったとして，病院を設置運営している国及び手術に携わった医師などを被告として損害賠償請求がなされました。

　この事件で最高裁判所は，「患者が，輸血を受けることは自己の宗教上の信念に反するとして，輸血を伴う医療行為を拒否するとの明確な意思を有している場合，このような意思決定をする権利は，人格権の一内容として尊重されなければならない」とし，医師が患者の意思に反して輸血した行為につき患者の意思決定をする権利を奪ったものといわざるを得ず，患者の人格権を侵害したと判示して，医療機関と医師に損害賠償責任を認めています。

４．説明義務を怠った場合

　説明義務違反については，診療契約上の債務不履行責任あるいは不法行為責任を負うことになります。

　説明義務違反の効果として，同意なき医療行為から生じた患者にとって不本意なすべての結果について，財産的・精神的損害の賠償が義務付けられるのか，人格権侵害を理由に慰謝料のみの支払が義務付けられるのかについては，裁判例によって判断が分かれます。

　多くの裁判例は，説明義務違反の効果としては，慰謝料のみを認めていますが，説明義務が十分に履行されていれば，通常，患者が医療行為を受けなかった，拒否したといえる場合には，治療費などの財産的損害を含めて賠償義務が生じると考えられます。

----

*4　最判平成12年2月29日

訴訟を見据えた効果的な診療記録の書き方

1. 診療録（カルテ）と診療記録

　「診療録」とは，カルテとも呼ばれ，医師が特定の患者ごとに，診療に関する事項を時系列に記録したものをいいます。また，医師以外の医療関係者によって，患者の身体状況や症状などについて記録・保存された書類や画像などを，広く「診療録」ということもあります。

　広義の診療録例としては，手術記録，各種検査記録，画像読影結果報告，看護記録，紹介状，退院サマリーなどがあります。

　訴訟では，カルテ，看護記録，CT・MRI画像，画像読影結果報告，退院サマリーが主に，事実を把握し，過失を判断する上で重要な資料となることが多いです。

2. カルテと看護記録による診療経過の把握

　患者側弁護士及び医療機関側弁護士，裁判所が診療経過を把握するための重要書類は，カルテと看護記録となります。カルテは特に医師の医療行為を把握するために最重要の証拠であるといえます。他方，看護記録は，患者の状態や発言，患者の家族などの様子についてカルテより多くの情報が記載されていることがあり，カルテと看護記録を相互補完的に確認することで，診療経過をより詳細に把握することが可能になります。

3. 説明義務違反を追及されることに対する備え

　裁判では患者側の主張と医療機関側の主張が真っ向から食い違うこともあります。例えば，医師の発言や特定の医療行為の有無について争いになることがあります。そのときに，医師が患者に説明した内容をある程度詳細にかつ具体的にカルテに書いておくと，そのような説明を実際に医師が患者に対して行った蓋然性が高いとの裁判官の心証が働き，説明義務を果たしたと認定される確率が高まります。

　医療機関側としては，説明義務が後に争われるような重大な結果が生じる医療行為を行う場合には，同意書を取得するだけではなくきちんと患者に説明をするとともに，診療録に実際に説明した内容をある程度具

体的に記載しておいた方が，後の紛争リスクや裁判で敗訴するリスクを減らすことができると考えます。

４．医師の思考過程と法律家の思考過程の違い

　日々業務を行っている医師の中には，カルテを日記帳のようなイメージでつけている人もいるかもしれません。法律の専門家ではありませんから，カルテの記載から「法的責任」を負うことになるとのイメージが医療関係者にはつきにくい面もあるかもしれません。

　例えば，糖尿病で通院している患者のカルテに「肺がん？」との記載があった場合に，弁護士などの法律家であれば，この記載があった時点で医師は当該患者が肺がんになる可能性を認識していたととらえることも考えられます。そうすると，この記載時点で，「肺がん」を認識していたにもかかわらず，放置したと判断されてしまうことになります。しかし，その医師の立場から考えると，「タバコを吸う人だから，そろそろ肺がんとかのリスクもあるから，呼吸器内科でも受診したらどうですかということを次回言おう，肺がんに将来なるリスクを説明しよう」と思って「肺がん？」と書く場合もあり得るわけです。誤解に過ぎないことですが紛争になった場合，カルテの記載が医療機関にとって不利に働くこともあり得ます。

　医師の思考過程と，法律家の思考過程が違うため，裁判を見据えると医療機関側はカルテの記載に注意をする必要があります。どのようなカルテや看護記録の書き方が訴訟を見据えた上で望ましいかといえば，医療機関の過失などを不用意に推測されないようにしようと意識した書き方は不自然で望ましくなく，なるべく客観的な，事実を淡々と記載する書き方が望ましいといえます。

　法律家の医療に対する理解が不足していて誤解が生じることがありますが，医療関係者が法律に対して理解が不足していることも事実です。法律家と医療関係者のお互いの分野に対する理解のギャップを埋めていくことが，医療機関としては望まれます。

　医療機関としては，もちろん，患者の治療を行うということが最優先

であると思いますが，法的なリスクを踏まえると，同時にどのような医療行為を行ったのかを検証可能な形で記録して，証拠として残しておくことも重要な業務であるといえます。

訴訟を見据えた効果的な同意書の取り方

　同意書は，患者が自己決定権を行使し，医療行為を実施することに同意したことを証明する文書であり，重要です。

　もっとも，同意書が重要であるとしても，同意書に医師が患者に行った説明などをすべて書き込むことは難しいのが実情です。同意書一つで，医療機関側がリスクを最小限にすることはなかなか難しいです。

　そこで，同意書には記載されない医師による具体的な説明の内容や患者に対する説明で使用した図など，説明を受けた患者からの質問や応答の内容についても，同意書とは別に，書面で残しておくことが有効です。これらの記録を残しておけば，患者が後に，同意書にはサインをしたが，説明を受けないままサインしたと主張した場合などに患者の主張の信用性に疑義が生じ，同意したという評価に傾くと考えられるからです。

医療機関にとっての良い弁護士の選び方

　医療機関にとっての良い弁護士は，医療機関の実情に精通しており，医療紛争が生じたときに，速やかに事件の見通しをつけて，できる限り訴訟にしないで解決してくれる弁護士です。そのためには有事の際はもちろんですが，平時からよくコミュニケーションを取れる弁護士を探しておくとよいでしょう。何か聞きたいことがあり，顧問弁護士に相談したところ，口頭だと分からないとして，書面で質問して欲しいとの対応を弁護士から受けたという話も聞きます。このような対応では，円滑に医療関係者と弁護士がコミュニケーションを取れるとはいえないでしょう。医療関係者と違和感なく会話ができる弁護士と選ぶということは最低限必要といえます。

医療ADR

訴訟以外の紛争解決手段の一つ

　紛争案件の中でも，医療紛争は特に専門性が高いものです。また，医療事故により被害を受けた患者側にとっては，精神的，肉体的，経済的な負担が大きく，他方，医療過誤を起こしたと指摘される医療従事者も，患者とのトラブルを抱えたままの状態では日頃の医療業務に支障が出るほどの心の重荷を背負うことになります。

　従来，裁判所による医療訴訟は，審理の長期化などの問題点が指摘されてきましたが，最近は，裁判所によっては医療集中部と呼ばれる合議部が設置されるなど審理期間の短縮化が図られてきています。

　しかし，医療紛争は高度な専門性が要求され，患者側にとっては診療行為の事実経過や医療従事者の注意義務違反を立証することには困難を伴うことが多く，勝訴の見込みが分からないまま，訴訟印紙代だけでなく協力医師への助言謝礼，専門文献の調査，鑑定費用など，通常の訴訟よりも大きな経済的負担を負うことがあります。また，医療従事者も，迅速に患者側と率直に話し合い和解による解決を望んだとしても，訴訟となってしまった以上は，自らの過失の有無を争わざるを得ない立場に置かれることもあります。

　そこで，訴訟以外の紛争解決手段の一つとして，平成19年4月1日に施行された「裁判外紛争解決手続の利用の促進に関する法律」（ADR法）により，医療ADRが創設されました。

ADRとは

　ADRとは，「Alternative（代替的）Dispute（紛争）Resolution（解決）」の略で，裁判や交渉・調停と異なる選択肢となる紛争解決手続の総称です。ADRはさまざまな分野に広がっていますが，医療紛争の解決のために特別に制度設計されたものが医療ADRです。有名なものと

しては，弁護士会が提供している医療ADRがあります。

　平成19年９月，東京三弁護士会（東京弁護士会，第一東京弁護士会，第二東京弁護士会）が協力して東京三弁護士会医療ADRを開設し，大阪では大阪弁護士会，大阪司法書士会，日本公認会計士協会近畿会，近畿税理士会などの団体の協力の下，平成21年１月に公益社団法人民間総合調停センターを設立し，その一部門として医療ADRを始めました。現在では，日本弁護士ADR（裁判外紛争処理機関）センターの下で，札幌，仙台，東京，名古屋，大阪，岡山，広島，愛媛，福岡など各地に医療ADRが置かれています。これ以外にも，茨城県医師会が主体となった「茨城県医療問題中立処理委員会」などで医療ADRの取り組みが行われています。

ADRに適した事案

　ADRは双方当事者の合意による自主的な紛争解決手続きです。したがって，過失や因果関係を巡って深刻な争いが生じているような場合には，ADRは適しません。これに対し，過失や因果関係には大きな争いはなく，損害賠償額のみが争いとなっている場合には，ADRが適しています。

　ADRでは，法的問題にとらわれずに，紛争の実態に即した柔軟な紛争解決が期待されています。患者側の要求が金銭以外の謝罪，真相解明などである場合も，ADRによる紛争解決に適した事案であることが多いと思われます。

　また，患者側から損害賠償を請求されている医療機関側がADRを申し立てるのが適当な場合もあります。例えば，医療機関が医療事故などで一定の責任を認め患者と和解したいものの，事実経過や医学的評価，損害賠償額などについて，患者の理解が得られず和解できないという場合などが考えられます。ADRは，中立的な第三者を介して相互理解を深めることが可能で，和解を前進させる手段として医療機関側の選択肢となるでしょう。

ADRの特徴

1．ADRのメリット

①費用が廉価

　申立てには，申立書の提出と申立手数料の納入が必要です。弁護士などの法律家に頼らなくても当事者本人が自分で申し立てられるよう，手続きは簡易で手数料も比較的安く抑えられています。

　当事者が支払う申立手数料は，弁護士会ごとに異なります。訴訟の場合には，請求額に応じた印紙と訴状を送るための郵便切手を納付する必要がありますが，ADRの場合，申立手数料は，申立書送付費用込みで，1万〜2万円程度の定額となっています。

　申立手数料以外には，弁護士会によっては期日ごとの期日手数料が必要で，各弁護士会ともあっせんにより和解が成立した場合に成立手数料を支払う必要がありますが，比較的低額な成立手数料を設定しています。

②手続の簡易・迅速な処理

　医療訴訟の判決に至るまでには，平均して2年前後かかります。これに対し，例えば，東京弁護士会のADRで和解が成立した場合の平均審理日数は184.8日であり，訴訟の約4分の1と時間が大幅に短縮されます。

③手続の非公開，ノウハウを有する弁護士の関与による公正・柔軟な解決

　医療ADRでは，裁判と異なり手続が非公開で進められます。医療行為の過失の有無という責任判定に終始することなく，患者側，医療機関側双方の話し合いの中で，適切妥当に解決することを目指しています。

　医療ADRにおいては，医療訴訟などにおいて患者側，医療機関側のそれぞれの代理人経験が豊富な弁護士が，あっせん人として選任されることになります。あっせん人は話し合いをリードし，損害賠償を求められるかどうかの判断や賠償金の額だけにこだわらず，当事者の思いに応える幅広く柔軟な話し合いの場の提供を最優先にしています。

　また，法的判断に必要ないとして裁判では取り扱わないような点についても，医療ADRなら当事者の合意の上で，あっせん人を通じて話し合う場合もあります。

医療ADRでは，訴訟で問題となる過失・因果関係の問題だけにとらわれず，医療機関側は患者側の不満がどの点にあるのか直接声を聞き，謝罪や再発防止など，金銭以外の方法による柔軟な解決を図ることもできます。

医療ADRの運用状況

東京三弁護士会の医療ADRの運用状況についてみると，平成19年9月の設立から平成30年7月末までにおいて，累計申立件数は606件，累計応諾件数は384件，このうち和解件数は240件となっています。応諾事件に対する和解率は60％を超えています（弁護士会医療ADR　運用状況〈2018年7月末時点〉，日本弁護士連合会）。

患者側申立てが大半であり，応諾率は約60％となっています。医療機関側の不応諾の理由としては，無責との判断をしており示談交渉の余地がない，患者側とは事実関係の認識に差がある，患者側に今まで十分に説明している，過失・因果関係に争いがあり訴訟で解決したい，などの理由が挙げられています。

医療ADRの課題

1．公平性の確保

弁護士会の医療ADRでは，あっせん人がおり，弁護士が就任し，医師が手続に関与する場合は補充的な役割となっています。これは，医療ADRでは当事者双方の納得を得て和解を成立させることを目標とし，医学的にどちらの主張が正しいかを判断することを目標としていないためです。

また，一方の当事者と同業となる医師を関与させることには，患者側の理解を得られないのではないかという意見もあります。

しかし，必要な医学的知見に基づいた整理が行われず，非常にわずかな情報と浅い理解に基づいた進行がされてしまうと，医療の実情を伝えたい医療機関側の同意は得られず，何があったのか知りたい患者側の納得も得られないことになりかねません。

こうしたことから，例えば，東京弁護士会では医療機関を関与させない形の医療ADRを行っているというように，各機関が独自の方針を定めています。医学的知見を医療ADRにどう反映させるかは，今後の課題といえます。

２．医療事件に精通した弁護士の不足

医療ADRにおいても，医療事件に精通した弁護士の関与が不可欠といえます。しかし，医療事件を取り扱う弁護士は少なく，医療ADRに関与できる経験豊富な弁護士を多数確保することが困難な状況にあります。

医療訴訟は，平成16年の1,110件をピークに，その後は減少傾向にあり，全体の事件数に占める割合は少ない事件類型です。医療訴訟は訴訟の審理期間も長く，高度な専門性や協力医とのつながりも求められるため，簡単に参入することが難しいことなどから医療事件を専門的に扱う弁護士は限定され，その数も増えにくい状況にあります。

３．制度の周知不足

公的な苦情相談窓口として医療安全支援センターが都道府県設置47カ所，保健所設置市区70カ所，二次医療圏センター269カ所に設置されるようになり（平成30年度調べ），医療安全支援センターの相談員からADRへのアクセスについての情報提供も行われています。しかし，いまだ市民からの認知度は低いため，広報活動を通じて制度の認知度を高める必要があります。

小括

制度としての課題はあるものの，ADRは，中立的なあっせん人を交えた話し合いの中で，相手方の立場や思いについても理解を深めながら，金銭による過去の清算だけでなく，再発防止策なども一緒に模索できる柔軟な手続といえます。紛争解決手段の一つとして，検討に値する制度といえるのではないでしょうか。

その他の制度

医薬品副作用被害救済制度

１．制度の概要

　医薬品及び再生医療等製品（医薬品など）は，医療上必要不可欠ですが，副作用の予見可能性には限度があることなどの医薬品の持つ特殊性から，その使用に当たって万全の注意を払ってもなお発生する副作用を完全に防止することは非常に困難とされています。また，これらの健康被害について，訴訟ではその賠償責任を追及することが難しく，たとえ追及することができても多大な労力と時間が必要とされます。

　そこで，「医薬品副作用被害救済制度」は，医薬品などを適正に使用したにもかかわらず副作用が発生し，それによる疾病，障害などの健康被害を受けた人を迅速に救済することを目的として，医薬品等製造販売業者の社会的責任に基づく拠出金などを財源とする公的制度として昭和55年に創設されました。

２．対象の拡大

　また，生物由来製品についても，適正に使用されたにもかかわらず，生物由来製品を介してウイルスなどに感染し，それによる疾病・障害などの健康被害を受けた人を迅速に救済することを目的として，「生物由来製品感染等被害救済制度」が平成16年に創設されています。さらに，平成26年11月25日から，再生医療等製品の副作用及び再生医療等製品による感染などについても，本救済制度の対象となっています。

３．制度の利用状況

　近年，本救済制度における請求件数及び支給件数は増加しており，昭和55年の創設から平成28年度末までに19,900件の支給決定がなされています。

４．損害賠償請求との関係

　救済給付の要件として，医薬品の使用について「適正目的」「適正使

用」であったことが要求されています。そのため，医療機関側が，救済給付がなされたことは医療機関の過失が否定されたことを意味するはずだと主張することがあります。しかし，救済給付は迅速な救済を目的とした制度であり，民事上の損害賠償責任に基づく給付ではなく見舞金的性格の強い給付であるとされています。

また，救済給付がされたことから，当該医薬品と健康被害の因果関係が認められたと主張できるのか，という問題もあります。すなわち，救済給付は，当該医薬品によって発生した副作用に対して給付されることから，救済給付がされたことは，当該医薬品の投与と健康被害の因果関係の立証方法の一つとなり得るからです。しかし，救済給付は，当該医薬品と健康被害の因果関係について，救済の趣旨から広く認める運用がされており，損害賠償請求における因果関係と同視することはできません。

産科医療補償制度

１．制度の概要

現在の損害賠償制度は，過失責任主義であり，被害者が過失・因果関係の主張立証責任を負います。そのハードルは被害者には高く，被害者救済を阻む原因ともなっています。分娩時の医療事故では，過失の有無の判断が困難な場合が多く，裁判で争われる傾向があり，このような紛争が多いことが産科医不足の理由の一つであるとされ，また産科医不足の改善や産科医療提供体制の確保が，わが国の医療における優先度の高い重要な課題とされていました。

このため，平成21年１月に，医療機関の責任の有無を問わず補償をする制度として，「産科医療補償制度」が創設されました。

２．補償の水準

補償の対象とされる子どもに対して，一時金600万円と分割金2,400万円（20年×120万円），総額3,000万円が補償金として支払われます。

３．原因分析・再発防止

分娩機関から提出された診療録などに記載されている情報及び保護者

からの情報に基づき，医学的観点から原因分析を行い，原因分析報告書が作成されます。原因分析報告書は，子どもの保護者と分娩機関に送付されるとともに，再発防止や産科医療の質の向上を図ることを目的として，報告書の「要約版」が産科医療補償制度のホームページに掲載されます。

　また，個々の事例情報を体系的に整理・蓄積・分析し，再発防止策などを提言した「再発防止に関する報告書」などが作成されます。

　これらの情報が国民や分娩機関，関係学会・団体，行政機関などに提供されることで，同じような事例の再発防止，産科医療の質の向上が図られることになります。

☑チェックリスト

□医療訴訟は約2年の時間がかかり，半分は和解で解決する。

□裁判官は医療について必ずしも詳しくない。

□説明義務は事実ごとにその内容・程度を
　判断する必要がある。

引用・参考文献
1）裁判所ホームページ
　http://www.courts.go.jp/saikosai/iinkai/izikankei/index.html（2019年9月閲覧）
2）裁判所ホームページ
　http://www.courts.go.jp/saikosai/iinkai/izikankei/index.html（2019年9月閲覧）
3）最判昭和56年6月19日，判例タイムズ，447号，P.78，1981.

第3章

転倒・転落と
身体抑制
―裁判例から読み解く
予防と対処

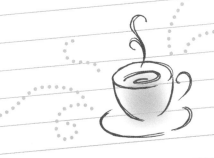

新人
看護師

主任，ちょっと相談があるのですが。

どうしたの？

主任
看護師

○○○号室の○○さん，今朝も柵を乗り越えてベッドから
落ちてしまっていて，幸い外傷はなく，体調も問題ないよ
うなんですが，今後何か対策した方がいいですか？

そうね。あなたはどうすればいいと思う？

そうですね，夜間だけ抑制帯を使うとかですかね。

夜間ずっと手足を縛っちゃうってこと？　いきなりそこま
で必要かな？

でも，それ以外に確実に転落を防ぐ方法はないんじゃない
ですか？

本当にそうかしら。それだったら，この病棟の患者のほと
んどに抑制帯を使わなければならないことにならない？

確かに，そうですよね。あっ，△△△号室の△△さんのと
ころは，ベッドの脇に緩衝材が設置してありましたね。い
きなり抑制帯を使うんじゃなくて，他の方法があればそち
らで経過を観察する方がよさそうですね。

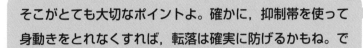

そこがとても大切なポイントよ。確かに，抑制帯を使って
身動きをとれなくすれば，転落は確実に防げるかもね。で

も，患者にとってはとてもストレスになるし，抑制帯でた
くさんの擦過傷を負ってしまうことも考えられるでしょ？

そうですね。私は寝相が悪いので，寝ている間ずっと身体
の自由が利かないとなると，絶対に寝られません。

患者だって同じことでしょ？　転落リスクのある患者には
認知症の方が多いから，うまくそのつらさを伝えられない
かもしれないけど，ちょっと考えればとっても苦しい思い
をさせてしまうことが分かるわよね。だから，抑制帯を使
用するのは最後の手段っていう感覚が必要なのよ。

分かりました。でも，中には，昼夜関係なく動き回って，
他の患者や私たち看護師に暴力をふるう方もいますよね？

そうね。あなたのいうとおり，患者ごとに不穏や暴力，徘
徊の態様や頻度は全く違うわよね。だから，中には，どう
しても抑制帯でおとなしくしてもらわなくちゃならない患
者もいる。ただ，その判断はとっても難しいもので，いろ
んなプロセスを経て初めてできることなのよ。

確か，主治医の先生の指示も必要ですよね？　新人研修の
ときに，病院の身体抑制マニュアルで見た記憶があります。

そうね。うちの病院では，身体抑制を行うための判断やそ
の手続，実際に行う場合の方法や態様をマニュアル化して
いるわね。ただ，マニュアルを覚えることも大事だけど，
なんでそんな内容になっているかっていう理由を理解する

ことの方がはるかに重要よ。

 理由まで理解しておけば，いざというときにも慌てずにマニュアルに従った対応ができそうです。

そのとおり！　じゃあ，いい機会だし，今度，医療安全対策室でお世話になっている顧問弁護士の先生に，転倒・転落と身体抑制の関係について研修してもらえるように頼んでみるわね。

 ありがとうございます。

転倒・転落と身体抑制の関係

転倒・転落と身体抑制

　医療機関や介護施設（以下，併せて「医療機関・施設」といいます）において身体抑制が行われるのは，患者の行動で患者自身が怪我をしたり（最悪の場合，死亡に至るケースも少なくありません），あるいは他の患者や医療従事者を傷つけてしまったりなど，医療機関・施設の管理体制の中で大きな不利益が生じるおそれが高いためです。ただ，その態様はさまざまで，その身体抑制が法律上または過去の裁判例上，適法とされる範囲内か否かを判断するためには，それぞれのケースにおいて身体抑制に至った理由や根拠を知ることが必要です。

　実際のところ，転倒・転落や身体抑制による有害事象が問題となる裁判の中では，医療機関・施設側の法的責任を判断するに当たって，<mark>医師その他の医療従事者が，身体抑制以外の対応策をどこまで検討・評価・実施していたかが重要なポイント</mark>となっています。そこでは，当該患者の行動のうちどのような行動を問題と認識し，なぜその対応策が有効であると考えたのか，他に有効な対応策がなかったのか，などの事情が細かく考慮されることになります。言い換えれば，医療機関・介護施設において，適切に試行錯誤をしていたかが審理の対象になるということです。

　試行錯誤に当たっては，患者の行動パターンとその理由を知っておくことが重要になります。例えば，行動パターンとして，「行動・徘徊」，「攻撃的行為」「せん妄」などを例にすると，それぞれ一定の原因と考えられるものが存在します。そして，特定の患者について，記憶障害を原因として患者が排泄などで不快に感じていることが原因なのか，あるいはせん妄の症状が原因なのかなど，特定までは困難であるとしても，原因として何が考えられるか，それに基づきどのような対応策を採ることができるのかを積極的に検討するという姿勢でいる必要があります。原因が分からないからといって何ら対応策を検討・実施しないまま身体抑

制を行うのではなく，患者の行動の原因を追求する姿勢があったこと，複数の対応策を検討していたこと，さらには==それが記録として残っていることが重要==であり，これらが責任追及を回避することにつながります。

患者に対する身体抑制の法的問題点

1．憲法，刑法，民法の観点から

　なぜ身体抑制が法律上問題となるのでしょうか。まず，憲法は，国民一人ひとりが個人として尊重されることを定めており，不当に身体抑制を受けない自由も保障しています。ただし，憲法は，国民の権利というものが国家により容易に侵害され得ることを前提に，国家の暴走に歯止めをかけるためのものです（国家対国民）。一方，国民同士の関係については，民法や刑法が，人に損害を与えたときにはお金を払わなければならない，悪いことをしたときには刑罰を受けるなどといった規定をしています（国民対国民）。

　これを認知症などの入院患者に当てはめて考えてみると，身体抑制は刑法で規定している「逮捕監禁罪」（他人の移動の自由を強制的に奪うことに対する罪）に当たりますし，また，民事上の責任として被害者に対して損害賠償責任を負う可能性もあります。しかし，その身体抑制がやむを得ない場合にまで刑事上・民事上の責任を取らなければならないわけではありません。例えば，患者が暴れており，自らの身体や周りの人たちに危害を加える危険性が高い場合には，その身体を押さえつけて，落ち着くまでの間に限り身体抑制をすることは，刑法上，正当防衛や緊急避難，正当な業務行為として，違法性がないものと判断されることになります。

　ポイントは，この「やむを得ない場合」に当たるかどうかを最終的に判断するのは裁判所であるということです。したがって，医療従事者としては，裁判所の転倒転落事例における身体抑制などに対する考え方をしっかり理解した上で，日々の業務に当たらなければならないということになります。

２．医療施設における身体抑制について規定した法律

　前述のように，医療施設における患者の身体抑制の可否について一般的な基準を定めた法律は今のところありません（というより，規定することは現実的に不可能です）。もっとも，精神科病院や介護老人保健施設における患者や入所者に対する身体抑制については，厚生労働省が具体的な指針を打ち出しています＊5, 6。これらの指針は，すべての場合に一般化することはできませんが，実際，裁判所はこれらの指針を考慮に入れながら，医療施設の責任の有無を判断しているものと考えられるため，この指針を判断材料として，日々の対応策を検討していくことは有益であるといえます。

＊５　精神科病院入院中の患者の処遇について定めた「精神保健及び精神障害者福祉に関する法律」は，「（患者の）医療又は保護に欠くことのできない限度において，その行動について必要な制限を行うことができる」と定めていますが（第36条第１項），身体抑制については，「指定医が必要と認める場合」でなければこれをすることができなくなっています（同条第３項に基づく厚生労働大臣が定める行動の制限〈昭和63年４月８日厚生省告示第129号〉）。また，第37条第１項に基づいて厚生労働大臣が定める基準（昭和63年４月８日厚生省告示第130号）では，①自殺企図又は自傷行為が著しく切迫している場合，②多動又は不穏が顕著である場合，③①又は②のほか精神障害のために，そのまま放置すれば患者の生命にまで危険が及ぶおそれがある場合に該当すると認められる患者であり，身体的拘束以外によい代替方法がない場合に初めて身体抑制が許容されるとしています。

＊６　「介護老人保健施設の人員，施設及び設備並びに運営に関する基準」（平成11年３月31日厚生省令第40号）によれば，「当該入所者又は他の入所者等の生命又は身体を保護するため緊急やむを得ない場合を除き，身体的拘束その他入所者の行動を制限する行為を行ってはならない」とされています（第13条第４項）。そして，厚生労働省に設置された身体拘束ゼロ作戦推進会議は，「身体拘束ゼロへの手引き」（平成13年３月作成）において，同基準の「緊急やむを得ない場合」について，①切迫性，②非代替性，③一時性の３要件がすべて満たされる場合に初めて，身体抑制が許容されるとしています。

身体抑制に関する裁判例

最高裁平成22年１月26日第三小法廷判決

１．はじめに

　この判例は，患者に対する身体抑制に関する裁判所の考えを一定程度示したものとして，最も重要なものの一つです。最高裁判所の裁判例は，その後も下級裁判所においてそれに沿った判断がされやすくなるという強い影響力を持つものなので，しっかりと判決文の意味・内容を理解する必要があります。

２．事案の概要（表１）

　この事件は，腎不全などで入院していた当時80歳の女性が，せん妄症状を起因として，夜中に何度もナースコールをしておむつ交換を要求し，また，多数回の徘徊やトイレへの移動による転倒・骨折などがあったという状況において，ある日，３人の当直看護師が，医師の判断を仰ぐことなく，抑制具の「ミトン」によりその身体を２時間ベッドに身体抑制したというものでした。そして，患者側から，看護師が行った身体抑制などが診療契約上の義務に違反する違法なものであるとして，600万円の損害賠償請求がなされました。

表1●事案の概要

- 患者は当時80歳女性
- 腎不全などにより入院中
- せん妄症状あり
- 事故当日，夜間ナースコールを繰り返す
- 午前１時ごろ，看護師に対し，おむつの交換を求める
- 過去に，夜間単独でトイレに向かう途中に転倒歴（骨折）あり

- 夜勤の看護師は３人
- 患者が興奮状態となったため，お茶を飲ませるなどして対応
- 興奮状態はおさまらなかった
- 患者に抑制具（ミトン）を付け，２時間にわたり抑制
- 医師の同意は得ていなかった

第一審（名古屋地方裁判所一宮支部）は，原告の請求を棄却，つまり，医療機関側に責任はないとの判断をしました。これに対して原告が控訴して争われた第二審（名古屋高等裁判所）では，本件抑制には切迫性や非代替性は認められず，また，緊急避難行為として例外的に許される場合に該当するといえるような事情も認められないとして，医療機関側の責任を一部認めました（慰謝料として原告2人に対して合計50万円，弁護士費用として20万円を認容）。

3．最高裁の判断（表2）

　その後，本件は上告され，最高裁判所は，患者に対する身体抑制は，「必要やむを得ないと認められる事情がある場合にのみ許容される」とした上で，本件では，そのような事情があるため，医療機関側の責任は認められないと判断しました。身体抑制が認められるのはあくまでも例外的な場合であることを端的に示しています。そして，「必要やむを得ないと認められる事情」については，その身体抑制に至るまでの患者の

表2●裁判の概要

争点	看護師らが患者に対して身体抑制を行ったことが，診療契約上の義務に違反する行為であったかどうか
下級審の判断	第一審　看護師らの行為は正当なものであるとして，請求を棄却した 控訴審　身体抑制をしないことで患者が転倒して受傷するといった危険性が切迫していなかったこと，看護師がしばらく付き添うなどの対応ができたことを理由に，請求を一部認容した
最高裁の判断	規範（ルール）　入院患者の身体を抑制することは，その患者の受傷を防止するなどのために必要やむを得ないと認められる事情がある場合にのみ許容される＝**必要性・相当性・代替方法を考慮して判断** 考慮された事情 　・必要性→せん妄による興奮状態，転倒歴あり 　・相当性→入眠確認直後に抑制具を外した，2時間に限定 　・代替方法→看護師：患者＝1：9，腎不全により向精神薬不可 結論　看護師らの身体抑制は，**患者の転倒・転落により重大な障害を負う危険を避けるため緊急やむを得ず行った行為**であって，診療契約上の義務に違反しないとして，請求を棄却した

状況（せん妄症状の程度，徘徊の頻度，転倒・骨折の経験など）から患者が重大な障害を負う危険性がありそれを防ぐ必要性があったこと（必要性），身体抑制の方法，時間が必要最小限度のものであったこと（相当性），当時の状況からして看護師が他の方法を採ることは難しかったこと（代替手段の不存在），という大きく分けて３つの考慮要素から，身体抑制が例外的に許されるような事情があったと判断したわけです。

４．最高裁判決の意義

このように，患者に対する身体抑制については，可能な限りゼロに近付けるというのがスタンダードな考え方であり，患者の行動の原因を検討して，それらに合わせた身体抑制以外の緩やかな対応策を講じることが，現場ではまずもって求められているといってよいでしょう。身体抑制以外の採り得る方法については各現場の実情によるところもありますが，身体抑制は最後の手段であるという考え方が基本となるでしょう。

もっとも，逆に身体抑制が患者の利益になる場合には，「身体抑制をしなかったこと」が医療機関側の責任になることがあります。この点について判断したのが次に説明する広島高裁岡山支部の判決です。これにより，医療機関・施設において，転倒・転落によるリスクと身体抑制によるリスクをバランスよく検討することが求められることになりました。

広島高裁岡山支部平成22年12月9日判決

１．はじめに

この裁判例は，先ほどの最高裁判決とは逆の論理，すなわち，「身体抑制をしなかったこと」について医療機関側の診療契約上の債務不履行責任の有無が争われ，適切に身体抑制をしなかったことを理由に医療機関側の責任が認められました。この裁判例によって，身体抑制ゼロを貫くことが法的には誤りであることが明確となりました。もっとも，そのような表面的な理解ではなく，判決の意味・内容をしっかりと理解することが重要です。

2．事案の概要（表3）

　本件において，当時54歳の患者（原告）は，自宅でけいれん発作を起こして昏睡状態となり，被告が開設する病院に救急搬送され，そのままICUに入室することになりました。しかし，患者（原告）は入室後まもなく一度ベッド横に転落し（以下，「第1事故」といいます），その翌日も続けてベッドの足側から転落しました（以下，「第2事故」といいます）。第1事故と第2事故との間に，患者（原告）の担当看護師たちは，再度の転落を防止するため，ベッドを壁際に配置したり，空きベッドを横に並べたりしていました。しかし結局，患者（原告）は，第2事故によって頸髄損傷の傷害を負い四肢麻痺となってしまったため，病院（被告）に対して，転落を防止する義務に違反していたとして，診療契約上の債務不履行に基づく損害賠償請求をしました[7,8]。本稿で特に問題としている身体抑制に関しては，この転落を防止する義務の一つとして，医療機関側（被告）に，患者（原告）対して抑制帯を使用する義務があったか否かという形で争われています。

＊7　患者・施設入所者と病院・施設との間には，契約書の有無にかかわらず必ず診療契約や施設利用契約というものが成立しています。仮に救急外来での緊急手術の場合で患者に意識がなくとも，病院と搬送されてきた患者との間には契約関係が生じるのです。病院・施設はこの契約に基づいてさまざまな義務を負っているものと考えられ，裁判ではその義務の内容とそれに違反していたかが争われることになります。債務不履行に基づく損害賠償請求とは，そのような病院・施設側の契約違反によって患者・入所者に生じた損害を金銭で賠償するように求める請求のことをいいます。もう一つ，不法行為に基づく損害賠償請求というものがありますが，これは，契約は関係なく，病院・施設がした行為が法律上違法であると主張して患者・入所者に生じた損害を金銭で賠償するよう求める請求をいいます。医療訴訟では，必ずといってよいほど，これら二つの請求が一緒になされていますので，契約違反の場合は債務不履行，契約関係なく違法であると認められる場合は不法行為というように頭に入れておいてください。

＊8　正確には，病院から患者に対して，診療報酬を支払うよう請求した訴訟がまずあって，患者の病院に対する損害賠償請求は，その請求に対抗する形でなされました（これを「反訴」といいます）。本稿では分かりやすく患者を原告，病院を被告として述べたいと思います。

81

表3●事案の概要

- 患者は当時54歳男性
- 脳出血により意識不明となり，救急搬送
- 入院後も痙攣重責状態が継続し，意識障害あり
- 主治医はてんかんを疑い，経過観察とした

- 入院中に2回の転倒事故
- 1回目→ベッド横で転倒して左側頭部を床で打ち付け，打撲
- 2回目→ベッドから転落して右前額部を強打し，同部は陥没し，内出血
- 2回目の転倒事故により，頸髄を損傷し，四肢麻痺の後遺症が残った

3．裁判所の判断（表4）

　第一審（岡山地裁平成21年9月29日判決）は，患者（原告）が主張するような義務違反はいずれも認められないとしています。特に，抑制帯使用義務については，点滴ルート確保のため一度患者（原告）の身体を抑制した際に，患者（原告）が不穏な状態に陥ったこと，セレネース（抗精神病薬）の投与後はまもなく入眠したことなどから，いたずらに不穏状態を招きかねない抑制帯をあえて使用し，患者（原告）の体幹を抑制するまでの必要があったとはいえないとしました。

　一方，控訴審の広島高裁岡山支部は，第1事故があったこと，セレネースの投与にもかかわらず，患者（原告）の入眠が浅く，数十分から数時間ごとに覚醒し，突然起き上がる，立ち上がるなどの動作が見られたこと，人員配置の関係上，患者（原告）に対する常時監視は不可能な状況であったことなどから，患者（原告）のベッドからの転落を防止するためには抑制帯を用いて患者（原告）の体幹を抑制する義務があったとしました。

4．広島高裁判決の意義

　前述のように，本件に関しては，第一審と控訴審とで判断が分かれています。本件のように，既に転落事故が生じていたり，患者に異常な行動が見られたりする場合には，転倒・転落のリスクが極めて高く，そのリスクを回避するために採り得る方法として本当に身体抑制しかなかったのかという点が評価の分かれ目です。つまり，広島高裁判決の判断は

表4●裁判の概要

争点	看護師らに患者の身体を抑制して転落を防止する義務があったか
高裁の判断	**規範（ルール）**　入院患者の身体を抑制することは，その患者の受傷を防止するなどのために必要やむを得ないと認められる事情がある場合にのみ許容される＝**必要性・相当性・代替方法を考慮して判断** **考慮された事情** ・必要性→1度目の転倒事故が発生していたこと，患者にベッドの上で立ち上がるなどの行動が見られたこと ・相当性→ベッドの上で立ち上がった場合，ベッドに柵を設けるなどの措置では，転落時の高低さが増し，受傷の危険性が増す可能性があったこと ・代替方法→転落防止のため身体抑制以外の適切な方法はない **結論**　看護師らには，患者のベッドからの転落防止措置である抑制帯を使用するべき義務があったのにこれを怠り，その結果，患者のベッドからの転落を招いたのであって，診療契約上の義務違反があるとして，請求を認容した

あくまで事例に即した個別具体的な判断であり，一般的に身体抑制義務の存在を認めたものではないということです。しかし，医療従事者においては，裁判所によって，同じ事実でもこのように評価が分かれてしまうということは知っておくべきですし，仮に身体抑制ゼロを絶対的方針として掲げている場合には，見直しをするべきだといえるでしょう。

二つの判決の関係（図1）

先に紹介した最高裁判決と高裁判決は，病院が全く逆の責任を追及されたものであるため，その関係性をきちんと理解しておく必要があります。

最高裁判決は，身体抑制は原則として回避すべき最終手段であるという位置付けを確認した上で，それでも必要性・緊急性が高く，身体抑制以外の方法ではマイナスの結果を回避することができない場合に，一定の時間に限って実施することは適法であるという内容です。これに対して，高裁判決は，必要性・緊急性が高い場合には，身体抑制をしてでもマイナスの結果を回避すべきであるという内容となります。

図1●二つの判決の関係性

最高裁判決は,「必要性・相当性・代替方法を考慮し, 必要やむを得ない場合, 身体抑制をすることは適法である」と判断した。

高裁判決は,「身体抑制を行わないと患者に重大な危険が生じるおそれがある場合, 身体抑制をしないことは違法である」と判断した。

二つの判決は矛盾する?

上記両判決は, 必要性・相当性・代替方法という三つの考慮要素の内, 身体抑制以外に転倒・転落を防ぐ方法がなかったと認定されている点で共通しています。違いは, 最高裁判決では実際に身体抑制を行い, 高裁判決では行わなかったという点です。関係性として, 前者は, 身体抑制が適法となるための判断ルールを示したものであり, 後者は, その判断ルールを踏襲した上で, 場合によっては, 身体抑制を積極的に行わなければならないことがあるということを事例判断として示したものと理解できます。

したがって, 二つの判決は決して矛盾するものではなく, むしろこれらの判決により, 医療機関・施設が転倒・転落による有害事象を回避するための指針が明確になったといえます。つまり, 患者の転倒・転落リスクを丁寧に評価し, そのレベルに即した予防措置を講じることが基本となり, リスクが極めて高まった場合には, 身体抑制を含めた予防措置を実施していくことになります。身体抑制を選択する場合は, なぜ身体抑制が必要なのか, リスク評価に基づいたものか, 評価の根拠となるエピソードについて記録をしているか, 他の手段の検討は十分か, 身体抑制の時間, 抑制方法について患者の負担を考慮したかなどのさまざまな考慮を経ることが必要となります。

このような理解を前提に, 転倒・転落による医療機関・施設の責任が争われた裁判例をみていくことで, 日々の業務で留意すべきポイントというのが自ずと分かってくるでしょう。

転倒・転落事故に関する近時の裁判例

責任が認められたケース

1. 東京地裁平成24年3月28日判決

本件は，被告が運営する介護老人保健施設に入所していた原告が，その入所中に転倒して骨折したことについて，被告施設に転倒回避義務や転倒事故後の適切な対応義務違反があるとして損害賠償を求めた事案です。また，入所中に身体抑制を受けたことについても損害賠償を求めました。

東京地裁は，「原告がベッドから立ち上がり転倒する危険のある何らかの行動（例えば，ベッドから出て歩行する等）に出たのに，原告の動静への見守りが不足したため（仮に職員による見守りの空白時間に起こったとすれば，空白時間帯に対応する措置の不足のため）これに気づかず，転倒回避のための適切な措置を講ずることを怠ったために，本件転倒事故が発生したというべきである。」として，被告施設の転倒回避義務を認めました。

また，身体抑制については，前回紹介した最高裁判決と同様の規範を用いつつ，本件では，患者（原告）が職員の指示を全く理解できないこと，頻繁な立ち上がり動作があったこと，抑制を必要に応じて短時間に限り行っていたことなどから，被告施設の行った身体抑制は違法ではないと判断しました。

なお，被告施設は，原告が骨粗鬆症の既往症があったため，転倒して骨折したことにつき相当の素因減額[*9]をすべきであると主張しました

----

*9　素因減額とは，損害賠償事案において，損害の発生・拡大が，被害者自身の素因（要因）に原因がある場合に賠償金を減額することをいいます。素因には，被害者の精神的傾向（賠償神経症，性格が影響したうつ病など）である「心因的素因」と，体質や既往の疾患（身体的特徴にとどまるものを除く）などの「体質的素因」があります。

が，裁判所は，被告施設は骨粗鬆症であることを認識した上で契約を締結しているのであるから，これを前提とした介護サービスを提供する義務を負っているとし，素因減額を認めませんでした。

２．東京地裁平成25年9月24日判決

本件は，当時82歳であり，被告とショートステイ契約を締結していた認知症の入所者が，被告施設に入所した翌日，使用していたベッドの脇で転倒しているのを同施設の職員により発見され，左大腿骨頸部骨折の傷害を負っていたところ，同傷害を負ったのは，被告による安全配慮義務違反及び不法行為に起因するものであると主張して，被告に対し，慰謝料や将来介護費などの損害賠償を求めた事案です。

裁判所は，被告施設は，事前アセスメントにおいて，入所者が立ち上がりや歩行自体不安定であり，また自宅で夜間２ないし３回トイレ通いすることを把握したため，入所者のトイレ通いを含むすべての行動に際し見守りの必要があると認識していた上，現に，職員が，本件事故が起きる直前の入所者による数々の不審行動を現認し，ナースコールを使用できない（認識できていない）ことも把握したのであるから，ベッドには離床センサーや緩衝マットの設備もない以上，入所者に対する夜間巡視を通常よりも頻回にしたり，それが無理であれば職員の机を移動して常に入所者が視野に入るようにするなど，入所者に対する注意を一時的にせよ厳重にする必要があったというべきであるとしました。そして，被告施設においてそのような対応・措置を採ったことを認めるに足りる証拠はなかったため（なお，被告施設は，入所者に対する夜間巡視をより頻回にしたと主張しましたが，証拠不十分で認定されていません），転倒等事故回避義務違反が認められました。

３．東京地裁平成26年12月5日判決

本件は，被告病院において脳腫瘍摘出術及び脳動脈瘤クリッピングを受けた原告とその夫が，術後に病室での事故により急性硬膜下血腫を発症し，開頭血腫除去術を受け，原告が認知症を発症したのは，被告病院の医師などの注意義務違反（手技上の注意義務違反，説明義務違反，事

故防止義務違反）によるものであるなどと主張し，不法行為と債務不履行に基づく損害賠償を求めた事案です。

裁判所は，事故防止義務違反の主張について，①被告病院の看護師が，原告の見当識障害の症状が改善せず，離院・離棟の危険性もあることから，病室に離床センサーを設置するとともに，医師と協議の上，必要に応じ転落防止帯による胴抑制の措置を講じていたこと，②被告病院の看護師は，依然原告の見当識障害の症状が改善せず，離院・離棟の危険性はあるものの，不穏状態にはなく，歩行状態も比較的安定していたことから，医師と協議の上，胴抑制を中止したこと，③被告病院の看護師は，原告に催眠鎮静剤を服用させ，病室に施錠をして，就寝させ，その後，おおむね１時間ごとに巡視を行うなどして，原告の状態を確認していたことを理由に，転倒時において胴抑制の措置を講じていなかったことに事故防止義務違反は認められないと判断しました。

４．大阪地裁平成29年２月２日判決

本件は，被告が運営する特別養護老人ホームに入所していた際に転倒して頭部を負傷した入所者の相続人である原告たちが，事故が発生した原因は被告施設が転倒防止措置を講じておらず，入所者に対する安全配慮義務に違反したことにあるなどと主張して，損害賠償を求めた事案です。

裁判所は，介護施設には人的物的体制に限界があり，安全配慮義務の内容やその違反があるかどうかについては，入所者の意向やその身体的・精神的状況，介護契約が前提とする当該施設の人的物的体制などを総合考慮して判断すべきものであるとしつつも，被告施設において，入所者が事故直前にも転倒事故を起こしており，入所者に高い転倒リスクがあることの認識が被告施設の職員により高まったのに，トイレに行く際にナースコールを依然押そうとしない入所者に対して，被告による転倒事故の再発防止策が講じられることのないままに，本件施設の利用が継続されていたのであって，転倒事故が再発する可能性が高い状況にあったというべきであるとしました。そして，被告が，入所者が一人でトイレに行こうとして転倒する危険があることを予見していたにもかか

わらず，離床センサーを設置するという結果回避義務を怠ったことについて，安全配慮義務違反を認めました。

責任が否定されたケース

1．福岡高裁平成24年12月18日判決

本件は，施設入所者であった原告が，施設入所中に転倒によって傷害を負ったとして，施設（被告）に対して約3,000万円の損害賠償を求めた事案です。

第一審（福岡地裁大牟田支部平成24年4月24日）は，原告と被告の間の契約内容からして，被告職員は，原告の歩行に必ず付き添う義務までは認められないが，認知症で転倒リスクのある原告の動静に注意を払い，その身体の安全を確保する義務があったとしつつ，本件では50分間にわたり，原告を放置した事実が認められるとして施設の義務違反を認めました。

一方，控訴審は，仮に，第一審の示すような義務が果たされていたとしても，転倒を回避することは不可能だったとして，原告の請求を一部認容していた第一審判決を取り消しました（施設側に責任はないとしました）。

2．東京地裁平成24年5月30日判決

本件は，被告施設にショートステイで入所していた原告が，入所中に転倒して頭部を受傷する事故が発生したのは，被告の安全配慮義務違反または不法行為によるものであるとして損害賠償を求めた事案です。

裁判所は，「被告施設は，原告の個室に離床センサーを取り付けて原告がベッドから動いた場合に対応することができる体制を作り，被告施設の職員が夜間そのセンサーが反応する都度，部屋を訪問し，原告を臥床させるなどの対応をしている。また，被告施設の職員は，夜間，少なくとも2時間おきに定期的に巡回して原告の動静を把握している。さらに，被告施設は，原告の転倒を回避するために，原告の介護支援専門員に対し，本件事故前に退所させることや睡眠剤の処方を相談している。

加えて，原告の居室のベッドには，転落を防止するための柵が設置されていたし，被告施設の職員2名は，本件事故直前のセンサー反応後，事務所にて対応していた別の入所者を座らせた上で原告の居室に向かっている。このように被告施設は，本件施設の職員体制及び設備を前提として，他の入所者への対応も必要な中で，原告の転倒の可能性を踏まえて負傷を防ぐために配慮し，これを防ぐための措置を取ったといえる」として，被告の安全配慮義務違反は認められないとしました。

原告は，被告施設において人員配置を厚くすべき義務があったとも主張しましたが，裁判所は，人員配置の適否は本件介護契約において予め合意された本件施設の職員体制を前提にして判断されるべきであるとした上で，本件事故が発生したのは早朝の時間帯で被告の職員が2名配置され，原告以外の入所者も介護を受けていたことが認められるところ，予め同意された被告の職員体制に照らし，原告への対応に当たった職員体制が不十分であったとすることはできないと判断しました。

また，原告は，ベッド際に緩衝マットを敷くべき義務があったとも主張しましたが，裁判所は，マットを敷くことによってむしろ転倒の危険性が増加するとの被告施設の判断には合理性があるとして，これも否定しました。

3．東京高裁平成26年6月19日判決

原告の父がアルツハイマー型認知症に罹患し被控訴人施設に入所していたところ，夜中に居室内で転倒し，脳挫傷などを生じ，医療機関に搬送されたが，入院中に肺炎により死亡したことについて，転倒防止対策及び転倒時の衝撃緩和措置を講じる義務違反など理由に損害賠償を求めた事案です。

裁判所は，入所者がアルツハイマー型認知症と診断されて，めまいやふらつきの副作用のある薬剤を服薬していたことは認められるが，被控訴人施設内での歩行に問題はなく，めまいや下肢の筋力低下の報告もなく，転倒直前まで，入所時と同様に移動移乗に関して支障がなかったことが認められるとして，転倒の危険が具体的にあったとはいえず，転倒

防止対策及び転倒時の衝撃緩和措置を講じる義務があったとは認められないとしました。

4．東京地裁立川支部平成26年9月11日判決（原審）

　本件は，原告たちが，介護老人保健施設を経営する被告に対し，原告たちの父である入所者が被告施設の認知症専門棟に短期入所中，2階の食堂の窓をこじ開けて施設の外に出ようとしたところ転落し，死亡したことについて，被告施設の転落等事故回避義務違反によるものとして損害賠償を求めた事案です。

　原審は，被告施設は入所時において，入所者には帰宅願望があることを確認したこと，そして，その確認のとおり，入所者は度々自宅へ帰ろうとしてエレベータに乗り込んだり，職員にドアを開けろとか，階段の鍵を開けろなどと大声を出すなどして騒いだり，廊下奥の引き戸をガンガン叩いたりするなどの行動が見られたものの，その都度職員による声かけや説得，あるいは家族による説得により落ち着きを取り戻したこと，入所者が窓から外に出ようと窓をこじ開けたり，窓から外に出るような行動を取った形跡はないことを認定し，入所者が窓をこじ開けて外に出ようとする行動を取ることは予見不可能*10であったとして，転倒等事故回避義務違反を否定しました。

------

*10　債務不履行や不法行為の賠償請求事案において，原告側は，被告が何らかの注意義務に違反したことを理由に損害賠償を求めます。この注意義務というものは，債務不履行であれば契約内容から，不法行為であれば法令，信義則，条理，慣行などから導かれますが，全く予想できないケースについてまで責任を負わせることは，被告側にとって酷となります。したがって，注意義務を設定する場合は，それに違反した場合の結果が予見（予測）できるものであることが必要となります。予測できることについてはきちんと注意することができるから，責任を負わされても文句はいえないということです。この点，原審では，窓をこじ開けて外に出るという結果は，被告施設にとって予測不可能であるため，被告施設が注意義務を負わないと判断しました（注意義務を負わないため，注意義務に違反したかどうかを判断するまでもなく責任が否定されることになります）。

5．東京地裁平成26年12月26日判決

　本件は，被告施設で宿泊サービスの提供を受けていた入所者が，被告施設内において転倒し，その後，脳内出血を発症し，その合併症として発症した肺炎により死亡したことについて，入所者の相続人である原告が，被告に対し，債務不履行または不法行為に基づく損害賠償を求めた事案です。

　裁判所は，被告施設が，入所者の既往症，歩行の不安定さや自宅での転倒歴を認識していたことから転倒するおそれを予見することができたとした上で，入所者は自力歩行が可能であり，被告施設での転倒歴が無かったことなどから，原告が主張するセンサーやブザーの設置，被告職員を入所者の部屋への出入りが見える位置に配置すること，入所者の部屋を転倒する危険性が高い場所から離して配置すること，入所者の部屋にポータブルトイレを設置すること，夜間でも足下や周囲が見える程度の明るさを保つことなどの方法を採るべき義務を否定しました。

近時の裁判例から見えるポイント

１．裁判所の判断ポイント

　裁判所としては，患者・入所者の年齢，健康状態，日常生活の状況，過去の事故歴及びこれらの情報が医療機関・施設に伝達されていたかなどの事情に照らし，医療機関・施設において事故の発生に対する予見可能性があったかを検討した上で，仮に予見可能性があったとした場合には，予見される事故の原因，内容，入所者の身体や精神の状況，当該入院・入所契約に関して法令やガイドラインが定める基準及び事故当時の医療・介護の実践における標準的な取扱いなどを勘案し，事故を回避するために適切かつ相当な措置を行ったといえるかを検討して判断すべきものと考えています（上掲東京地判平成26年12月26日判決）。

２．裁判例の傾向

　転倒・転落事故に関する裁判においては，身体抑制の是非と転倒回避義務違反の有無は別問題として扱われ，後者については認められやすい

傾向にあるといえます。これは，医療機関・施設においては，入院・入所段階である程度，転倒リスクを抱えている患者を受け入れることを認識しているため，注意義務のレベルが高く求められているからであると考えられます。人員配置の関係上，見守りや監視が不可能だった部分について責任は認められませんが，本当に不可能だったのか否かは厳しく判断されるでしょう。

　逆に，身体抑制について，最高裁判決がいう「やむを得ない事由」は，それほど厳格な基準ではなさそうであり，身体抑制のメリットが他の手段のメリットを上回る場合に，短時間に限って行われていれば，違法と評価されるリスクは低いと考えられるでしょう。

小括

　以上のように，転倒・転落事故に関する裁判においては，裁判例の考慮要素や事実の評価の仕方などを分析し，現場レベルで何をすべきなのか，どのような場合に身体抑制が認められるのかを事前に具体的に想定し，検討しておく必要があります。このようにしておけば，日々の職務に自信を持って取り組むことができ，患者のQOLも向上するものと考えられます。

裁判例から読み解く予防と対処

「身体拘束ゼロ」についての考え方

　平成12年4月にスタートした介護保険制度に伴い，高齢者などに対する身体抑制に関して厳しい目が向けられてきたといえます。現場の方々においても，厚生労働省作成の『身体拘束ゼロへの手引き』（平成13年3月）において提唱されている，原則として身体抑制を行ってはならず，行うことがあってもそれは極めて限定された場合に限られるという考え方が浸透していると思います。この考え方自体は全く間違った

ものではなく，身体抑制自体が「虐待」に該当したり，刑法犯でいえば「暴行」や「傷害」に該当したりすることを啓蒙的に謳っており，患者の権利利益を害する側面があることについて正しい知識を普及させる結果となりました。しかし，この考え方を突き進めた結果，医療機関・介護施設の中には，絶対的に身体抑制を排除するという方針を掲げている所もあります。どんなに緊急やむを得ない場合であっても身体抑制は行わないという，まさに「身体拘束ゼロ」の方針を打ち出している所が実際にあります。

　この方針は果たして正しいでしょうか。確かに，身体抑制より緩やかな方法で患者の権利利益やQOLを確保することができれば，それに越したことはありません。しかし，現場の配置スタッフの数的限界，患者の予測不可能な行動，その態様などから，逆に身体抑制を行わない方がデメリットが大きいと明らかに認められるような場合にまで，その方針を貫くことには問題があるといえます。この点が，前述の広島高判で問題となったといえる点であり，単なる「身体拘束ゼロ」だけでは，医療機関・施設が責任を回避することができない可能性が出てきたのです。

　「身体拘束ゼロ」の考え方は，緊急性の判断，他の代替方法の有無の検討などに当たって，懐疑的な状況分析を促す望ましいものであることは間違いありません。しかし，100％身体抑制をしないというところまで突き進んでしまうことには躊躇しなければなりません。前述の広島高判（P.80）のような裁判例が出てしまった以上，現場は「身体拘束ゼロ」という地点で立ち止まって思考停止してはならず，身体抑制によるメリット・デメリットについてあらゆる角度から思考と分析を行い，決断することが求められていると考えるべきでしょう。

現場で意識すべきこと

1．アセスメントの徹底

　医療・介護現場においては，既に，各種シートを使用して，かなり細かく個別の患者に対するアセスメントが行われています。このこと自

体，現場に身体抑制の正しい知識が広がっていることの証左であり，望ましいことです。身体抑制前，身体抑制時，身体抑制後について詳細なアセスメントを行うことは，前述の最高裁判決（P.78）でいうところの３要件の判断材料を収集し，正しい方針決定を行おうとする医療機関・施設の姿勢を示すことにもつながります。もっとも，より重要なのは，アセスメントに基づきどのような方針決定をするかです。この点が非常に難しいところです。前述のように，現在は，最高裁判決と広島高判による板挟み状態にあるので，どうしても自信を持った方針決定をすることが難しくなってしまいます。

　考え方の基本は，利益の比較です。アセスメント記録を基に，医療機関・介護施設の設備，人材などの物理的な状況なども勘案し，その時点で身体抑制を行うことのメリット・デメリットを比較します。もちろん，このときに，他に有用な代替方法がないかを厳格に検討する必要があります。代替方法があるとしても，それが物理的な状況の下で可能か否か，逆に二次災害を生じないかなども検討する必要があります。したがって，身体抑制の必要性が生じ始めてきた段階では，カンファレンスの実施が頻繁になるでしょう。限られた時間と人材ですべての患者について，正しい検討に基づいた方針決定をすることが求められているのです。

２．証拠を残すという意識

　医療機関・施設としては，身体抑制をしたことにより，あるいは，身体抑制をしなかったことにより，患者に何らかの損害が生じてしまい，本人または家族から金銭的請求を受けてしまった場合のことも念頭に置いておかなければなりません。身体抑制同意書の取り方一つとっても，後々裁判で証拠として有効な形で取らなければ何の意味もありません。そして，どのような点に注意すれば有用な証拠となるのかは，やはり専門家の事前のチェックが必要になるでしょう。もっとも，残念ながら，顧問弁護士などを付けている医療機関・施設がほとんどである中で，実際にその弁護士が現場レベルで関わっていることは非常に稀です。しかし，使えるものは使うべきであり，顧問料を支払っている以上，入所契

約書や同意書，説明書などのリーガルチェックを要請すべきでしょう。

　関連して，事故発生前の医療機関・施設の現場を弁護士に知ってもらうことは，とても有益です。現場でいくら裁判例の考慮要素に基づいて誠実な方針決定をしていても，事故は生じ得ます。しかし，より悲惨なのは，現場を知らない弁護士に訴訟を任せることにより，そのような現場の努力が十分主張されることなく裁判が進んでいってしまい，結果的に責任の全部または一部が認められてしまうことです。

事故が起こってしまった場合の対応

　最後に，実際に事故が起こってしまった場合の対応について簡単に触れます。

　事故が紛争につながってしまう原因はいろいろあります。死亡事案であること，医療機関・施設側の過失が明らかであることなどです。ただし，もっとも多い原因は，初期対応のまずさにあるといえるでしょう。たとえ死亡事案であって，過失が明らかな症例であったとしても，対応方針を確定し，それに基づく迅速丁寧な折衝を行う中で，説明義務を十分に果たし，適正な保険対応を行うことで，訴訟にまで発展することは格段に減るでしょう。

　初期対応の仕方は個別具体的な事案により異なりますが，より早い段階での情報開示と患者側主張のヒアリングを徹底することが何よりも重要です。患者側としては，どうして事故が起こったかを知りたい，自分たちの意見を受け止めてほしいという気持ちが強いので，これに応えることで感情的なコンフリクトをある程度抑えることができます。避けなければならないのは，事故後の医療機関・施設の動きが患者やその遺族にきちんと伝わらないことです。実際に何らかの調査・検討を行っていたとしても，それを適切に伝えなければ，患者やその遺族は，その事故について放置されていると認識してしまうでしょう。

　もっとも，どのような有害事象のケースであっても，患者やその遺族とのコミュニケーションがうまく取れない場合はあります。それは，従

来の信頼関係がどのようなものだったか，患者やその遺族の性格・傾向，有害事象の態様などさまざまな原因があります。一度コミュニケーションエラーが生じると，その後の対応は後手に回り，不用意に不利な約束をしてしまうことなどもあります。したがって，コミュニケーションが困難なケースにおいては，早い段階で弁護士などの第三者に関与を求め，粛々と説明義務を果たし，法的判断に基づく対応に速やかに切り替えるということも重要な選択肢とすべきです。

☑ **チェックリスト**

□身体抑制ゼロではなく，必要性・相当性・代替方法の
　有無を考慮して判断する。

□ケースによっては，身体抑制をすることを
　義務付けられることがある。

□身体抑制の判断について，その検討過程を記録化する。

□収集した情報に基づき試行錯誤する姿勢が大切である。

コラム 転倒・転落時に問題となる搬送義務

　本章で述べたとおり，医療機関や介護施設などで転倒・転落事故が発生した場合には，それにより患者や入所者が負った受傷結果に基づき，診療契約や施設利用契約上の義務違反を理由とする損害賠償請求を受ける可能性があります。

　これに関連して，患者が負った元の受傷結果が，その後の処置や治療が適切になされなかったことにより重症化したり，別の健康被害を引き起こしたりすることがあります。特に，単科病院や診療所，介護施設などにおいて転倒・転落事故が発生した場合は，適切な処置を可能とする医療機関に迅速に患者を搬送する義務を負っていたとして，搬送が遅れたことにより患者の健康被害が拡大した場合は，元の受傷結果に加え，その拡大した健康被害についての責任まで追及される可能性があります。

　裁判例の中にも，診療所においてベッドから転落した乳児に頭蓋内出血が疑われ，緊急開頭手術を要する可能性があるにもかかわらず，脳外科治療が可能な医療機関に転送するにあたり，緊急開頭手術を要する可能性が高いことを紹介状に記載しなかったことが過失と認定された事例（大阪高判平成8年9月10日〈判例タイムズ，937号，P.220，1997.〉）があります。

　一方，介護施設で転倒して後頭部を強打するという事故後に医師が診察を行い経過観察と判断したケース（東京地判平成27年8月10日），入院中にベッドから転落し，左上肢の脱力，頭痛を訴えていたが，意識障害はなく，その後頭痛も収まり就寝したというケース（新潟地判平成25年12月25日〈自保ジャーナル，1931号，P.178，2014.〉）などにおいては，医療機関や介護施設の転倒・転落後の搬送義務違反が否定されています。

　転倒・転落により頭部外傷を負った場合，脳血管性疾患が疑われ，搬送義務が容易に認められるとも考えられますが，裁判例の傾向としては，事故直後の医療機関や介護施設の対応，患者・入所者の状態などを具体的に考慮して，迅速な搬送義務まで求めるべきか否かを慎重に検討するものが多いといえます。

　いずれにしても，転倒・転落が重大事故につながる可能性については十分に認識した上で，事故後の診察，経過などについて慎重に検討し，搬送の是非を判断することが求められ，かつ，その記録をきちんと残しておくことが重要です。

引用・参考文献

1）大阪高判平成 8 年 9 月10日，判例タイムズ，937号，P.220，1997.
2）新潟地判平成25年12月25日，自保ジャーナル，1931号，P.178，2014.
3）増森珠美：時の判例，ジュリスト，1427号，P.151，2011.
4）小池泰：入院患者の身体抑制の違法性，民商法雑誌，143巻 3 号，P.32，2010.
5）増森珠美：最高裁判所判例解説，法律時報，64巻 1 号，P.221，2010.
6）転倒・転落防止対策マニュアル，国立長寿医療研究センター

第4章

インフォームド・コンセント
(説明と同意)

医師

近年，インフォームド・コンセントが重要という話をよく耳にしますが，具体的によく分かっていません。

あなたはインフォームド・コンセントをどのように理解していますか？

弁護士

要は同意を取るということだと思うので，所定の同意書にサインをもらうようにしています。

それだけではインフォームド・コンセントの理解としては不十分かもしれませんね。インフォームド・コンセントは「説明」と「同意」と訳されるように，同意だけではなく同意を得るための過程である「説明」も非常に重要です。

なるほど。

では，仮に，同意をもらわずに手術などを実施すると，法的にはどのような問題が発生すると思いますか？

そうですね，クレームになると思いますが，それ以上のことはよく分かりません。

手術をするということは，例えば，メスを入れることになりますが，このような行為を同意なく行うことは許されるでしょうか？

許されないと思います。そうなると，損害賠償も問題になりそうです。

そうですね。それでは，インフォームド・コンセントと同意書を取る意義・目的をよく理解するために，インフォームド・コンセントとは何かを理解した上で，実際に同意書をもらう場合に医師・看護師が気を付ける点について，実際の事例も参考にしながら確認してみることにしましょう。

インフォームド・コンセントの意義

インフォムード・コンセントとは

1. インフォームド・コンセントの定義

　インフォームド・コンセント（Informed Consent）とは，一般に「説明と同意」と訳されることもありますが，医療行為に伴う医療従事者と患者との間でなされるインフォームド・コンセントについては，医療行為に際しては十分な説明に基づく患者の同意を得なければならないという原則を意味するものとされています。

2. インフォームド・コンセントの理念

　インフォームド・コンセントは，患者が自らの意思で医療行為を受けるか否かを決定することができる権利，すなわち自己決定権を最大限尊重する理念に基づいています。

　患者の身体に対する侵襲を伴う医療行為について，それ自体でみれば刑法上の傷害罪や民法上の不法行為に該当し得るところ，医療行為として正当化されている根拠としては，患者が自らの意思で当該医療行為を受けることを選択したこと（自己決定権の尊重）を重視する見解が一般的です[11]。

　そのため，患者の身体に対する侵襲を伴う医療行為が正当化されるためには，原則として，患者本人（またはこれに準じる者）の同意があることが必要とされています。

3. 自己決定権とインフォームド・コンセント

　患者の自己決定権を尊重するといっても，医学について素人である患

---

[11]　医療行為として正当化されるためには，インフォームド・コンセントがあることに加えて，当該行為が医学的にみて診療の目的に適合するものであり（医学的適応性），かつ，手段として正当なものである（医術的正当性）ことが必要であると解されています（田辺総合法律事務所編：病院・診療所経営の法律相談，P.480，青林書院，2013.）。

者の立場では，医師などの医療従事者から適切な情報の提供を受けなければ，自己決定権を適切に行使することはできません。

　そこで，診療に際しては，患者が自らの意思で当該医療行為を受けるか否かを決定するために必要な情報を与えられた上で当該医療行為に同意していること，すなわちインフォームド・コンセントが必要と考えられています。

4. インフォームド・コンセントの成立要件

　以上のことから，インフォームド・コンセントが成立するためには，①患者に同意能力があること，②医療従事者が適切な説明を行ったこと，③医療従事者の説明を受けた患者（またはこれに準じる者）が任意の意識的な意思決定により同意したことが必要と考えられております。

インフォームド・コンセントと法的責任

　インフォームド・コンセントが十分になされないまま，患者が望まない手術が実施された場合，仮にその手術自体に何の落ち度もなかった場合であっても，説明義務違反それ自体が理由となって損害賠償責任が認められることがあります。実際に，数多くの訴訟において，この説明義務違反の有無が争点として取り上げられ，争われています。

　患者が一応説明に納得して手術を受けることに同意した場合であっても，手術の結果が希望しない結果となった場合には，その責任の所在を求めて訴えが提起されるおそれがあります。希望しない結果が医師の過失に基づく場合は，医療過誤として医師の手術における過失の有無が争われることになりますが，他方，希望しない結果が医師の過失に基づかない場合（無過失）は，説明義務違反の有無を争って医師の説明内容などが十分なものであったかが争われることになります（**図1**）。

図1●インフォームド・コンセントと法的責任

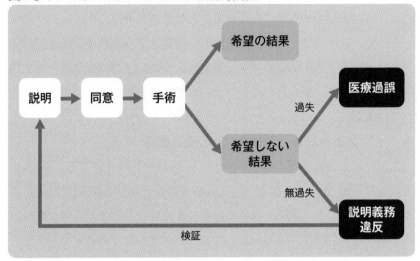

インフォームド・コンセントにおける
医師の役割

医師の説明義務

　前述のとおり，インフォームド・コンセントとは，患者が自らの意思
で当該医療行為を受けるか否かを決定するために必要な情報を与えられ
た上で当該医療行為に同意することを意味するところ，通常，患者は医
療行為に関する情報について医師からの説明を通じて提供を受けること
になります。そのため，患者が自己決定権を行使するに当たっては，医
師から当該医療行為を受けるか否かを決定するために必要な情報の説明
を受ける必要があります。

　このように，インフォームド・コンセント（ないしは自己決定権）と
医師の説明義務とはいわば表裏の関係にあり，インフォームド・コンセ
ントの実施に当たっては，医師の説明義務が十分に履行される必要があ
ります。

説明義務の種類

　医師の説明義務としては，前述の①患者が自らの意思で当該医療行為を受けるか否かを決定するための説明義務（自己決定権の前提としての説明義務）のほかに，②療養方法などの指導としての説明義務，③治療などが終了した時点における説明義務（顛末報告義務），④末期がん患者に説明する場合のように，自己決定権を前提とせずに状況を報告する説明義務，⑤専門分野や診療設備に照らして他の医師による診療が適切である場合の転医勧告義務に分けることができます*12。

　②については，例えば，退院時に患者に対して行う説明のうち，どのような場合に病院を受診すべきかといった指導などの説明義務のことを意味します。これは診療行為の一環として生ずる指導であるため，当該説明義務に違反した場合は，医療行為上の過失と同様に解釈されることになります。

　③については，治療行為が終了した場合において，その結果を患者などに報告する義務のことを意味します。治療行為が終了した後の説明であり，自己決定権を行使する場面が終了した後の説明となるため，自己決定権を前提とした説明ではありません。診療契約は準委任契約に該当すると解されるため，受任者の顛末報告義務（民法第645条）に基づき，医師は患者に対して診療結果を報告すべき義務を負っていると考えられます。

　④については，自己決定権の前提としての義務ではなく，顛末報告義務でもない，それ以外の場面での説明義務の問題であり，例えば，末期がん患者に対して実施できる治療方法がないことを告知する場面で問題となります。自己決定権は，患者が自らの意思で医療行為を受けるか否かを決定することができる権利ですが，末期がんのように既に有効な治療法がない場合には，告知を行ったとしても患者が何らかの決定をする

---

*12　大島眞一：医療訴訟の現状と将来—最高裁判例の到達点—，判例タイムズ，1401号，P.38，2014.

105

わけではないため，自己決定権を前提とした説明ではありません。患者が残された人生のあり方を自らの意思で選択するための説明であり，説明義務として真実を告げるべきか，家族に対して説明するべきかといった点が問題となります。

　⑤については，専門や医療設備の関係で医療水準を満たす診療行為を何ら行うことができない場合に他の医療機関に転医させる等の適切な措置を勧告する義務を意味します。

　この①～⑤の説明義務のうち，中心となるのは①の自己決定権の前提としての説明義務であるため，以下では①の説明義務について解説していきます。

説明義務の内容

1．説明義務の基準

　それでは，医師は，具体的にどのような内容について患者に説明する義務があるのでしょうか。

　医師の説明義務の基準については，①通常の医師であれば説明する内容の説明をすべきであるとする見解（合理的医師説），②合理的な患者であれば説明を求める内容の説明をすべきであるとする見解（合理的患者説），③当該患者が知ることを望む内容の説明をすべきであるとする見解（具体的患者説），④当該患者が重要視し，かつ，そのことを通常の医師であれば認識できたであろう内容の説明をすべきであるとする見解（二重基準説）があります[13]。

　そもそも，インフォームド・コンセントと医師の説明義務とが表裏の関係にあることからすれば，医師の説明義務の解釈にあたっては，インフォームド・コンセントの理念である自己決定権を尊重する観点から検討する必要があり，患者が自らの意思で当該医療行為を受けるか否かを決定するにあたって必要と考えられる情報を説明すべきであるといえるでしょう。

----

*13　大島・前掲P.40

したがって，医師としては，通常の患者であれば説明を求める内容のほか，当該患者が特に関心を持ち，かつ，そのことを通常の医師であれば認識できたであろう内容については，その内容も説明することが望ましいといえます。

２．説明すべき事項

　判例は，手術に際して医師が説明すべき事項の範囲について，「医師は，患者の疾患の治療のために手術を実施するに当たっては，診療契約に基づき，特別の事情のない限り，患者に対し，当該疾患の診断（病名と病状），実施予定の手術の内容，手術に付随する危険性，他に選択可能な治療方法があれば，その内容と利害得失，予後などについて説明すべき義務があると解される」と判示しています[*14]。

　また，厚生労働省策定の「診療情報の提供等に関する指針」[*15]では，原則として，医療従事者が診療中の患者に対して説明すべき事項として，①現在の症状及び診断病名，②予後，③処置及び治療の方針，④処方する薬剤について，薬剤名，服用方法，効能及び特に注意を要する副作用，⑤代替的治療法がある場合には，その内容及び利害得失（患者が負担すべき費用が大きく異なる場合には，それぞれの場合の費用を含む），⑥手術や侵襲的な検査を行う場合には，その概要（執刀者及び助手の氏名を含む），危険性，実施しない場合の危険性及び合併症の有無，及び⑦治療目的以外に，臨床試験や研究などの他の目的も有する場合には，その旨及び目的の内容を挙げており，日本医師会策定の「診療情報の提供に関する指針［第２版］」でも①～⑥と同様の事項が示されています。

　以上を踏まえると，原則として，医師は通常の医療行為に際して，①現在の症状及び診断病名，②予後，③処置及び治療の方針，④治療の効果及び危険性，⑤代替的治療法がある場合には，その内容，効果及び危険性，⑥治療を実施しない場合の危険性を説明する必要があると考えられます。

＊14　最判平成13年11月27日（最高裁判所民事判例集, 55巻, 6号, P.1154, 2002.）

＊15　平成15年9月12日医政発第0912001号各都道府県知事あて厚生労働省医政局長通知

説明義務の程度

　前述の説明義務の内容について，どの程度説明する必要があるかは，患者の能力や実施する医療行為の内容によって変わると考えられています。例えば，患者の判断能力に問題がある場合や，危険性の高い医療行為を行う場合には，より丁寧な説明を行うことが求められます。他方で，患者に対する説明は，患者が自らの意思で当該医療行為を受けるか否かを決定するためになされるものであるため，患者の意思決定に影響しない療法や手技については説明義務がないものと解されています。

　また，説明義務の程度については，以下のとおりいくつかの類型に分けて考察することができます[16]。

１．有効性・安全性が確立した療法が複数ある場合

（１）原則

　前述のとおり，医師は通常の医療行為に際して，①現在の症状及び診断病名，②予後，③処置及び治療の方針，④治療の効果及び危険性，⑤代替的治療法がある場合には，その内容，効果及び危険性，⑥治療を実施しない場合の危険性を説明する必要があると考えられますが，有効性・安全性が確定した療法が複数ある場合とは，⑤代替的治療法がある場合に該当します。そのため，医師としては，それぞれの療法について，内容，効果及び危険性を説明する必要があります。

　判例上も，「医療水準として確立した療法（術式）が複数存在する場合には，患者がそのいずれを選択するかにつき熟慮の上，判断することができるような仕方でそれぞれの療法（術式）の違い，利害得失を分かりやすく説明することが求められるのは当然である」とされています[17]。

----

[16]　大島・前掲P.42以下参照

[17]　前掲最判平成13年11月27日

（2）患者が療法に関する強い希望を有している場合

　それでは，療法が複数ある場合において，患者が療法に関する強い希望を有している場合は，どのような説明を行えばよいのでしょうか。

　この点，判例は，胎位が骨盤位であることなどから帝王切開術による分娩を強く希望する旨を担当医師に伝えていた夫婦が，担当医師の説明により経腟分娩を受け入れたところ，経腟分娩により出生した子が分娩後間もなく死亡した事案において，帝王切開術を希望するという夫婦らの申出には医学的知見に照らし相応の理由があったとした上で，担当医師は，「一般的な経腟分娩の危険性について一応の説明はしたものの，胎児の最新の状態とこれらに基づく経腟分娩の選択理由を十分に説明しなかった上，もし分娩中に何か起こったらすぐにでも帝王切開術に移れるのだから心配はないなどと異常事態が生じた場合の経腟分娩から帝王切開術への移行について誤解を与えるような説明をしたというのであるから，被上告人医師の前述の説明は，前述の義務を尽くしたものということはできない」と判示して，医師と患者の方針が異なる場合において，患者の希望する方針に医学的知見に照らして相応の理由がある場合には，医師は患者の状態に即した具体的な説明を行う義務があることを示しています*18。

　医師と患者の方針が異なる場合において，医師に患者が希望する療法を実施すべき義務を課すものではありませんが，その場合，それぞれの療法（術式）の違い，利害得失を分かりやすく説明した上で，それでも患者が希望する療法を変えない場合には，当該療法を実施している医療機関を紹介すべきでしょう。

２．療法は複数あるが，一方は確立した療法であるのに対し，
　　他方は医療水準として未確立な療法である場合

　前提として，医師の注意義務違反の基準が医療水準であることから，説明義務を負うのも医療水準に達している療法に限られることになりま

---

*18　最判平成17年9月8日（判例タイムズ，1192号，P. 249, 2006.）

す。そのため，原則として，医療水準に達している療法については説明義務を負うものの，医療水準に達していない未確立の療法については説明義務を負うものではありません。

　したがって，確立した療法と未確立の療法が存在する場合，基本的には，確立した療法について説明すれば足りることになります。

　もっとも，判例は，乳がんの手術に当たり，当時医療水準として確立していた胸筋温存乳房切除術を採用したケースで，当時医療水準として未確立であった乳房温存療法について医師の知る範囲で説明すべき診療契約上の義務が争われた事案において，「一般的にいうならば，実施予定の療法（術式）は医療水準として確立したものであるが，他の療法（術式）が医療水準として未確立のものである場合には，医師は後者について常に説明義務を負うと解することはできない」と判示しつつも，「とはいえ，このような未確立の療法（術式）ではあっても，医師が説明義務を負うと解される場合があることも否定できない。少なくとも，当該療法（術式）が少なからぬ医療機関において実施されており，相当数の実施例があり，これを実施した医師の間で積極的な評価もされているものについては，患者が当該療法（術式）の適応である可能性があり，かつ，患者が当該療法（術式）の自己への適応の有無，実施可能性について強い関心を有していることを医師が知った場合などにおいては，たとえ医師自身が当該療法（術式）について消極的な評価をしており，自らはそれを実施する意思を有していないときであっても，なお，患者に対して，医師の知っている範囲で，当該療法（術式）の内容，適応可能性やそれを受けた場合の利害得失，当該療法（術式）を実施している医療機関の名称や所在などを説明すべき義務があるというべきである」と判示し，一定の要件の下に，未確立の療法についての説明義務を認めています*19。

　したがって，未確立の療法であっても，①少なからぬ医療機関におい

---

*19　前掲最判平成13年11月27日

て実施されており，②相当数の実施例があり，③これを実施した医師の間で積極的な評価もされている療法について，④患者が当該療法（術式）の適応である可能性があり，かつ，患者が当該療法（術式）の自己への適応の有無，実施可能性について強い関心を有していることを医師が知った場合においては，医師は当該療法について，患者に対して，知っている範囲で，当該療法（術式）の内容，適応可能性やそれを受けた場合の利害得失，当該療法（術式）を実施している医療機関の名称や所在などを説明すべき義務があるといえます。

3．保存的経過観察も選択肢として存在する場合

　医師が患者に対して予防的な療法を実施しようとする場合，いずれかの療法を採用するという選択肢とともに，いずれの療法も受けずに保存的に経過を観察するという選択肢が存在する場合には，医師は，それぞれの療法の違い，利害得失のみならず，経過観察を選択した場合の利害得失についても分かりやすく説明することが求められます。

　判例も，未破裂脳動脈りゅうの存在が確認された患者がコイルそく栓術を受けたところ術中にコイルがりゅう外に逸脱するなどして脳こうそくが生じ死亡した事案において，「医師が患者に予防的な療法（術式）を実施するに当たって，医療水準として確立した療法（術式）が複数存在する場合には，その中のある療法（術式）を受けるという選択肢と共に，いずれの療法（術式）も受けずに保存的に経過を見るという選択肢も存在し，そのいずれを選択するかは，患者自身の生き方や生活の質にもかかわるものでもあるし，また，前述の選択をするための時間的な余裕もあることから，患者がいずれの選択肢を選択するかにつき熟慮の上判断することができるように，医師は各療法（術式）の違いや経過観察も含めた各選択肢の利害得失について分かりやすく説明することが求められるものというべきである」とした上で，「動脈りゅうの治療は，予防的な療法（術式）であったところ，医療水準として確立していた療法（術式）としては，当時，開頭手術とコイルそく栓術という2通りの療法（術式）が存在し」，「担当医師らは…開頭手術とコイルそく栓術のい

ずれを選択するのか，いずれの手術も受けずに保存的に経過を見ることとするのかを熟慮する機会を改めて与える必要があったというべき」であり，「仮に機会を与えなかったとすれば，それを正当化する特段の事情が有るか否かによって判断されることになるというべきである」と判示し，予防的療法であり当面経過観察という選択肢もある場合において，危険性のある予防的療法を実施する場合には，熟慮するための期間を与えた上で同意を得る必要があることを示しています[20]。

4．確立した療法はないが，医療水準として未確立な療法が複数ある場合

この点，前述のとおり，医療水準に達していない未確立の療法については，医師は当然に説明義務を負うものではありません。

最高裁判例ではありませんが，裁判例上も，突発性難聴の患者に対して，原因がウイルスであると考えてステロイド剤を投与する療法を実施せず，原因が循環障害にあると考えて循環改善薬を投与する療法を実施した事案において，突発性難聴については確立された治療法がないことを認定した上で，治療法の選択は医師の合理的裁量に委ねられているとして，ステロイド療法を実施しなかったことに過失はなく，同療法を実施している医療施設への転医義務も認められないことを示しています[21]。

インフォームド・コンセントにおける 看護師の役割

看護師の役割

これまで，インフォームド・コンセントの主体はあくまで医師であり，インフォームド・コンセントを論じる際には医師が行うべき説明義

＊20　最判平成18年10月27日（判例タイムズ，1225号，P.220，2007.）

＊21　名古屋地判平成17年6月30日（判例タイムズ，1216号，P.253，2006.）

務・説明内容などが中心的に論じられるばかりで，インフォームド・コンセントにおいて看護師の果たすべき役割というものは明確に意識されてこなかったように思われます。しかしながら，看護師は医師によるインフォームド・コンセントに際して，これを補完・補助するなどの非常に重要な役割を果たしています。

　看護師がインフォームド・コンセントにおいて果たすべき役割は数多く存在しますが，以下では，「医師の仲介者として，医師の説明内容などを分かりやすく患者に説明し，その理解を助ける役割」「患者の代弁者として，患者の不安や疑問などを医師に伝える役割」の2点に着目してみたいと思います。

1．医師の仲介者として，医師の説明内容などを分かりやすく　　患者に説明し，その理解を助ける役割

　インフォームド・コンセントの重要性の高まりから，医療機関では，頻繁に行われる手術や検査については定型の説明文書を作成・準備し，これを患者に配布し，医師からその内容について説明を行う例が多数見受けられます。

　しかしながら，医師からの前述の説明だけでは患者が手術内容やリスクなどについて十分に理解できていない場合が数多く存在するように思われます。

　典型例としては，医師が専門用語を用いて説明を行ったため，患者がその内容をよく理解できないケースがあり，このようなケースでは，医師がそれを専門用語と考えていない場合も多く存在します。例えば，「腫瘍」という用語は，医師にとっては日常的に用いる単語ですが，一般的な患者はその定義や性質を正確に理解しているわけではないため，「コブのようなもの」と説明を加える必要があるかもしれません。他にも，「カテーテル」「狭窄」「吻合」などの用語のように，医療従事者は専門用語と思っていないかもしれませんが，患者には理解しにくい用語は無数に存在します。

　専門用語を使用して医師が説明を行ったために，患者が手術内容など

を十分に理解していない場合であっても，患者が，「先生に任せておけば問題ない」「先生にこんな簡単な質問をしては申し訳ない」などと考えて，全く質問もせずに黙って説明内容を聞いているだけという場面は多く存在します。このような患者の様子を見て，医師は患者が十分に説明内容などを理解していると考えがちですが，実際には患者が説明内容をよく理解していない場合もあるため，事後的に「こんなはずではなかった」とトラブルになりかねないのです。

　看護師は，常に患者やその家族に寄り添う存在として，患者にとっては医師よりもはるかに身近で，気軽に話しかけることができる存在です。そのため，患者が，医師からの説明で十分に分からなかった点を医師ではなく看護師に尋ねてくることは少なくありません。そんなとき，看護師としても患者に実施される予定の手術内容などを十分に理解しておき，医師と患者の仲介者として，分かりやすく説明を行い，患者の理解を助けることは，インフォームド・コンセントの実現のための非常に重要な役割といえます。

２．患者の代弁者として，患者の不安や疑問などを医師に伝える役割

　医師の説明内容について患者が十分に理解していない場合にその内容を補足的に説明することに加えて，患者やその家族の代弁者としてその不安や疑問などを医師に伝えることも，看護師の重要な役割です。

　インフォームド・コンセントとは，単に手術などに関する「説明」を行えばよいというものではなく，手術に関する患者の不安や疑問などを解消し，患者の十分な理解を得た上で手術などの実施に関する「同意」を形成するためのプロセスです。そのため，医師としても患者の不安や疑問などを十分に把握した上で，そのような不安や疑問などを解消できるような効果的な説明を行うことがインフォームド・コンセントの実現にとって重要といえます。

　しかしながら，前述したように，患者は医師に対して距離を置いてしまいがちですので，医師に対して気軽に手術などに関する不安や疑問な

どをぶつけることができる場合はそう多くはありません。そのような場合に，患者のもっとも身近にいる看護師が患者の代弁者としてその不安や疑問などを吸い上げて，医師に伝達することで，これを受けた医師がその患者の不安や疑問などを解消できるように効果的な説明を行うことができますので，このような看護師の役割は重要といえます。

3．小括

　以上のように，原則的なインフォームド・コンセントの主体は医師ではありますが，看護師は患者のもっとも身近な存在として患者やその家族に寄り添いながら，医師の仲介者として説明内容を患者に分かりやすく伝え，また，患者の代弁者としてその不安や疑問などを医師に伝達することで，医師と患者間の双方向のコミュニケーションを実現することを通じて，実りのあるインフォームド・コンセントの実現に資するという重要な役割を担っているといえます。

説明時の注意点
（看護師が医師の説明に立ち会う効果・目的）

　前述のように，看護師は医師と患者間の双方向のコミュニケーションを実現することを通じて，実りのあるインフォームド・コンセントの実現に資する重要な役割を担っているわけですが，そのためにはインフォームド・コンセントの場に看護師が同席することが重要です。

　例えば，手術内容の説明などの際には，定型の説明文書を用いて，患者に説明を行う医療機関も多数見受けられますが，医師は分かりやすい説明を行うためにどのような言葉で話せばよいか，どの順序で話していくのがよいかなどに意識を集中しています。このとき，医師の説明を受けて，患者がどのような表情・様子であったか，医師の説明を聞いてどのような質問・疑問をぶつけていたのかなどについて事細かに観察を行うことができるのは，同席した看護師をおいて他にありません。繰り返しになりますが，インフォームド・コンセントとは患者に対して「説明」さえすればよいというものではなく，手術などの実施に関する患者の

「同意」を形成するためのプロセスですので，医師が手術内容などを説明している際に看護師が同席し，患者の表情・様子などを観察し，医師とその様子を共有することは重要といえます。

　また，前述したように，看護師は医師よりも患者にとって身近な存在として，医師の説明内容で十分に理解できなかった点について質問を受けるケースが多く存在します。その際，看護師としても，医師から患者に対してどのような説明が行われたのか把握していなければ効果的に患者の質問に回答・対応することはできませんので，この意味でも看護師がインフォームド・コンセントの場に同席することは重要です。

説明方法及び同意態様

効果的な説明方法

　前述のとおり，インフォームド・コンセント（ないしは自己決定権）と医師の説明義務とはいわば表裏の関係にあり，インフォームド・コンセントの実施に当たっては，医師の説明義務が十分に履行される必要があります。

　それでは，医師は具体的にどのようにして説明義務を履行すればよいのでしょうか。

1．基本的な視点

　インフォームド・コンセントが成立するためには，患者が自らの意思で当該医療行為を受けるか否かを決定するために必要な情報を与えられ，患者が当該情報を十分に理解した上で当該医療行為に同意したことが必要とされます。

　そのため，医師として患者に説明するに当たっては，①患者が自らの意思で当該医療行為を受けるか否かを決定するために必要な情報提供（説明）がなされたか，②患者が当該説明内容を十分に理解することができたか，という点を担保しておく必要があります[*22]。

２．説明文書及び同意書などの利用

　患者に対する説明の方法としては，口頭と書面による方法があります
が，患者に説明内容を十分に理解してもらうためには，①医療行為の内
容，危険性及び代替的治療法などについて記載した文書（説明文書）を
用いる方法や，手術部位や手術方法について，写真や検査画像を示した
り，図解するなどして，視覚的に訴える方法が有効です（説明文書の重
要部分に適宜アンダーラインを引いて加筆するなどして説明することも
効果的な方法です）。

　また，訴訟においては，説明したとする医師側と説明を受けていない
とする患者側で主張が対立することが多々あるため，手術や侵襲的な検
査などの一定程度の危険性を伴う医療行為が行われる場合においては，
医師側の立場として説明したことを証明するため，②医療行為について
口頭または説明文書によって説明がなされたこと及び患者が当該医療行
為に同意したことを医師・患者双方の署名によって確認する文書（同意
書）を残しておくことが有効です（説明文書を用いる場合には，当該説
明文書の末尾等に署名欄を設けて，患者に署名してもらうという方法が
考えられます）[23]。

----

[22]　参照　山下登：医師の説明義務をめぐる重要争点の検討―脊髄疾患に対して
椎弓切除術が施行された事例を手がかりとして―，臨床法務研究，18巻，P.15〜
46，2017.

[23]　ここで，同意書の同意文言は，署名押印した患者が当該医療行為に同意して
いたことを意味し，同意書はそのような同意があったことの証拠としての意義が
あります。もっとも，同意に当たっては，医師が説明義務を果たして，患者が自
らの意思で当該医療行為を受けるか否かを決定するために必要な情報を与えられ
たことが前提とされており，医師として患者に説明するに当たっては，①患者が
自らの意思で当該医療行為を受けるか否かを決定するために必要な情報提供（説
明）がなされたか，②患者が当該説明内容を十分に理解することができたか，と
いう点を担保しておく必要がある点は既に述べたとおりです。よって，同意書と
しては，同意文言だけではなく，説明内容にも言及したものを作成することが望
ましいといえます。

３．口頭での補足，質問への回答

　もっとも，医学に関して専門的知識を有していない患者に対しては，説明文書を交付するのみでは説明義務の履行として不十分であり，説明文書が交付された場合においても，口頭で説明文書の記載内容について患者の理解の有無を確認しながら補足的に説明を行い，そうした措置を講じたことをカルテに記載する方法（患者に交付した説明文書の写しをカルテに添付するなど）を採るのが望ましいでしょう[24]。

　また，患者が説明内容を十分に理解しているか否かを確認するためには，患者に質問の機会を提供していることが重要であり，患者からの質問に対して適切に回答したことが認められる場合には，当該医療行為の説明内容について患者が十分に理解していたことを推認させる事情となります。裁判例上も，大学病院で心臓手術を受けた後，その術後回復期に容体を急変させて死亡した患者の遺族が，「患者が死亡したのは，担当医師がMRSA感染症に対する配慮を怠り，本件手術を施行したことによって，同感染症が悪化し，敗血症を生じたためである」などと主張し，診療契約の当事者であり，担当医師の使用者である大学病院に対し，損害賠償を求めた事案において，担当医師について，「心臓手術に伴う危険等を記載した冊子を渡し，同冊子を読んだうえで手術に同意するよう求めるとともに，口頭でも本件手術の内容や合併症についての説明を行い，さらに，患者の質問に答えたことが明らかである」と認定し，説明義務違反を否定しており，患者からのリスク要因に関する質問に答えたことが説明義務違反を否定する理由とされています[25]。

看護記録作成の際の注意点

　次に，前述のような看護師のインフォームド・コンセントにおける役割を前提に，看護記録の記載のポイントを確認してみたいと思います。

＊24　大島・前掲P.42参照

＊25　大阪高判平成13年８月30日（判例タイムズ，1094号，P.207，2002.）

インフォームド・コンセントの際には，前述のとおり，説明文書及び同意書を用いて患者に説明を行った上で，患者に署名してもらうという方法が考えられます。

しかしながら，それだけでは医師が前述のような説明を行ったことは記録に残りますが，患者がその説明内容を理解し，受け入れているかは必ずしも明らかではありません。そこで，看護師としては，インフォームド・コンセントの説明の際の患者の表情・様子（医師の説明を繰り返し頷きながら聞いていた，「よく分かりました」と述べていたなど），質疑応答の様子（患者から○○について質問があったが，医師からは○○との説明がなされたなど）などを記録することで，医師と患者との意思疎通の様子を証拠化することができます。

実際の裁判例でも，経腟分娩を行うことのリスク・危険性の説明義務違反の有無が問題となった事案において，看護記録に患者との質疑応答などの様子が記載されていたことから，そのようなリスク・危険性の説明は十分に行われていたと認められる旨が判示された例があります[*26]。

【看護記録の記載】

「C/S（帝王切開）の可能性は否定しきれないため，また本人よりC/Sについての質問が出ているため，実母を交えてC/S前オリエンテーションす。本人経腟に対する希望強いため，C/Sの流れにはあまり興味もてず。どういう状態になったらC/Sになるのかということに意識が集中している様子」

【裁判所の判断】

看護記録の記載によれば，患者は，「帝王切開についてのオリエンテーションを受け，その際に看護師から，帝王切開を選択する基準，すなわち，経腟分娩に伴うリスクが発生した場合にはそれを避けるために帝王切開を行うことになることについて説明を受けたと理解でき，そうすると，帝王切開の適応について説明する中で，経腟分娩を行うに当たって

の危険性についての説明が行われたと認められる」。

インフォームド・コンセント時以外の記録

　前述のように，インフォームド・コンセント時には，一見すると患者が医師の説明内容を理解し，受け入れているように見える場合であっても，実際には医師に任せていたり，質問することに遠慮するなどしていただけで，説明内容に不安や疑問などを抱えていたりする場合が数多く存在します。そのような場合，看護師が事後的に患者から質問などを受けることがあるわけですが，その際，質問内容や回答・対応などを記録に残しておくことは重要です（例えば，「患者から担当医の説明のうち〇〇の点が分からなかったとの質問があったため，〇〇と回答した。」または，「担当医に報告し，説明をお願いした。」など）。

　この記録により，事後的に患者が主体的に医師の説明内容を理解しようとしたこと，その疑問を解消するために回答・対応などしたことが記録に残りますので，医療機関側が説明義務を尽くしたことの証拠となります。

　実際の裁判例においても，未破裂脳動脈瘤に対するクリッピング術の実施の際に，そのリスク・危険性及び保存的に経過を見る方法の存在などについて十分な説明を行ったかどうかが問題になった事案において，看護師が患者から不安を伝えられた際に，説明を行ったことが医療機関側の説明義務違反を否定する理由とされています[27]。

同意の主体（説明すべき相手）

１．原則

　医師は，誰に対して医療行為に関する説明をして，誰から医療行為に関する同意を得る必要があるのでしょうか。

　前述のとおり，患者の自己決定権を尊重する観点から，原則として，

＊27　名古屋地判平成23年2月18日

患者本人に対して医療行為に関する適切な説明を行い，その同意を得ることが必要です。

2. 例外

しかしながら，実際の医療現場においては，さまざまな事情により，患者本人の同意を得ることが困難であるケースが存在します。

以下では典型的なケースについて解説します。

（1）未成年の患者

民法上，未成年者（20歳未満の者[*28]）は，制限行為能力者（法律行為を独立して有効に行うことができる能力を有しない者）であるため，未成年者が法律行為を行うには親権者などの法定代理人の同意が必要となります（民法第5条第1項）。そのため，未成年の患者については，医療行為の前提となる医師との間の診療契約の締結について，親権者などの同意が必要となります。

他方で，医療行為について同意すること自体については，どの程度の能力を要するかに関する法令上の定めはありません。もっとも，判例上，未成年の患者については，親権者などの法定代理人が同意権限を有するものとされているため，未成年の患者に対して手術などの医療行為を実施する場合は，親権者などに説明して，その同意を得るのが一般的です[*29]。

しかし，患者の自己決定権を尊重する観点から，未成年者であっても，実施予定の医療行為がどのようなものであるかについて理解できるだけの能力を有する場合には，同意が有効になり得るものと解されています。同意能力があるか否かについては，当該未成年者の意思能力と医療行為の危険性の内容との総合考慮によって判断されることになります[*30]。

[*28]　2022年4月1日以降は，満18歳で成年となるため，基本的に民法上の未成年者は満18歳に達しない者（満17歳以下）となります（改正民法第4条）。

[*29]　厳密に法定代理人に限るとすると，法定代理人が遠方に居住しているなどの事情によって迅速に同意を得られない事態も想定されるため，付添人と患者との間に一定の親族関係があれば，当該付添人に説明をして，その同意を得ることで足りると解されることもあります。

なお，未成年者の同意能力の有無については判定することが困難なケースが多く，患者本人の自己決定権の尊重の観点からは，患者本人と親権者などの双方に説明を行い，双方から同意を得ておくことが望ましいと考えられます。

（2）精神疾患患者など

　精神疾患患者，高齢者，障害者などで判断能力を欠いている患者に対する医療行為については，誰が同意権限を有するかに関する法令上の定めはありません。

　実務上は，成年被後見人の場合は成年後見人，それ以外の成年者の場合は家族などの保護者的立場にある者に説明し，その同意を得て医療行為を実施するのが一般的です。

　なお，患者本人の同意能力の有無については判定することが困難なケースが多く，患者本人の自己決定権の尊重の観点からは，患者本人と家族などの双方に説明を行い，双方から同意を得ておくことが望ましいと考えられます。

（3）意識不明の患者

　例えば，交通事故などで緊急搬送されてきた意識不明の患者のように，患者の意思能力が十分ではなく，付添人もおらず，かつ，緊急の手術が必要とされる場合には，医療機関はどのように対応すればよいでしょうか。

　まず，患者の家族と連絡がつく場合は，当該家族に説明してその同意

＊30　厚生労働省策定の「『臓器の移植に関する法律』の運用に関する指針（ガイドライン）」（平成９年10月８日健医発第1329号厚生省保健医療局長通知の別紙）においては，臓器を提供する旨の書面による意思表示の有効性について，15歳以上の者の意思表示を有効なものとして取り扱うことが定められております。また，同省策定の「臨床研究に関する倫理指針」（平成20年厚生労働省告示第415号）においては，代諾者等からインフォームド・コンセントを受ける場合の一つとして被験者が未成年者の場合を定めつつ，被験者が16歳以上の未成年者である場合には，代諾者等とともに，被験者からのインフォームド・コンセントも受けなければならないことが定められています。

を得ることで，患者本人の同意に代えることができると解するのが一般的です。

　他方，家族と連絡がつかない場合や，家族に連絡している時間的余裕がない場合には，同意を得ずに医療行為を実施したとしても，事務管理（民法第697条，第698条）として正当化されると解されています。

医療訴訟で同意の有無や有効性が問題となった事例

　インフォームド・コンセントが成立するためには，医師が説明義務を果たした上で，患者が医療行為に同意していることが必要となりますが，医師による説明義務の履行や患者による同意の有効性が争われた事例には，どのようなものがあるのでしょうか。

事例1

　この点，判例は，米国で一重まぶたを二重まぶたにする美容整形手術を受けていた患者（原告）が，約2年後に美容外科医師（被告）が経営する病院で，両まぶたを修整する美容整形手術を受けたものの，原告の両眼瞼の幅は施術前と変わらず，かえって片方の睫毛が外反する結果になったことから，被告に対し，手術が困難であることなどの説明をしなかった説明義務違反などを主張し，債務不履行または不法行為に基づく損害賠償を求めた事案において，被告の説明義務違反を認定して，原告の請求を一部認容しました。被告は，事前に手術の限界や危険性について説明し，書面でも確認したと争いましたが，判例は，「生命，健康の保持等を目的とするのでなく，単に，より美しくなりたいという施術依頼者の願望に基づいて実施される美容整形手術においては，身体に対する侵襲を伴う施術を実施し得る根拠は，専ら施術依頼者の意思にあり，したがって，当該施術を行うかどうかの決定は，ひとえに依頼者自身の判断に委ねられるべきものである。したがって，美容整形手術の依頼者に対し，医師は，医学的に判断した当人の現在の状態，手術の難易度，その成功の可能性，手術の結果の客観的見通し，あり得べき合併症や後遺症等について十分な説明をした上で，その承諾を得る義務があるとい

わなければならない。もとより，右説明は，必ず口頭でされなければならないものではなく，必要な説明が記載された書面を依頼者に閲読させることによっても不可能ではないが，専門的知識を有しない通常の施術依頼者に対しては，説明を要する事項について十分な理解が得られるように，率直，かつ分かり易い説明を工夫すべきものであり，単に注意事項を列挙した書面を交付するだけで事足れりとすることはできない」と述べた上で，「被告は…本件手術の危険性に関して，口頭で具体的に平易に説明することをしなかった」「被告側が原告に対して見せた書面のうち，術前注意事項細目には，なるほど，本件手術の危険性を指摘しているとみることのできる部分があるが，…当該部分は，医師に必要なカルテとしての記載や原告が受けた本件術式とは異なる他の各種術式等に関する記載等の間に混在しており，書式の点でも，字間，行間が狭い中に，微細な文字で，多種，多様な項目にわたる一般的記述が，専門的用語も含めてぎっしりと記載され，一般には，煩瑣な記載の羅列といった印象を与える形態となっているのであり，…単に，これを原告に渡して署名，押印を求めたにとどまり，他にも，原告に対する口頭での補足説明や注意喚起が特になされた形跡はない」「これを受領した原告は，同書面をよく読みもしないで，…指示した箇所に署名，指印をしたものであって，結局，原告は，本件手術の前記危険性について十分な説明を受けないまま，診察時の被告の術式等の説明振り等から安心してしまい，本件手術の危険性に思い至ることなく，本件手術を依頼したものと認められる」と事実認定し，「原告に対し，本件手術の危険性に関する説明を尽くさなかった違法があるというべきであり…被告には，本件診療契約上の債務不履行があり，本件手術の実施によって原告に生じた損害を賠償する責任がある」と判示しました*31。

　このように本判例は，医師が患者に対して説明内容を記載した書面を見せた事実を認定しながら，①口頭で具体的に平易な説明を行わなかっ

＊31　東京地判平成9年11月11日（判例タイムズ，986号，P.271，1999.)

たこと，及び②書面の記載の形態自体が煩瑣で読みにくいものを，補足説明や注意喚起もせずにただ見せて署名を得ただけであることを指摘して，説明義務違反を結論付けており，説明の方法や同意の取り方を考える上で非常に参考となる事例といえます。

事例2

判例は，被告Y1の開設するクリニックにおいて幹細胞治療（脂肪細胞由来の体性幹細胞を使用する再生医療）を受けた患者（原告）が，クリニックの医師である被告Y2の説明義務違反を主張して，Yらに対し，不法行為（Yら）及び債務不履行（Y1）に基づき損害賠償の支払などを求めた事案において，Y2の説明義務違反を認定して，原告の請求を一部認容しました。

同判例は，Y2の説明義務について，ⅰ「④被告Y2は…原告宅に赴き，『私は…事前説明書に基づいて説明を受け，その内容を十分に理解し，納得しました』，『その結果，私の自由意志に基づき本療法を受けることに同意します』との記載のある同意書…に署名をさせた上，本件治療を実施したこと，⑤上記同意書は，『脂肪由来幹細胞を用いた再生医療についての事前説明書』（以下「本件説明書」という。）と一体を成すもので，これには自家幹細胞治療の内容，手順のほか，…がある旨の記載があること，⑥原告が被告診療所から送付を受けた幹細胞治療に係る資料（…以下「本件資料」という。）にも同様の記載があること」を認定し，「本件治療を実施するに当たり，これに付随する危険性，予後等につき一応の説明があったことは否定し得ない」としつつも，ⅱ「そもそも，被告Y2は，治療対象である原告の疾患（痺れの症状）の診断につき何らの説明もしていない上…，①被告Y2は，腎移植歴を有する患者に対して他家幹細胞治療を実施した経験はなく，この点につき特段知見を有していたわけでもないこと…，②本件説明書も本件資料も，実施予定の療法の内容につき詳細な説明をするものではないこと…，③原告が本件説明書の交付を受けたのは本件治療の実施当日であること…，④本件治療は医療水準として未確立であるにもかかわらず，被告Y2の説明内容

や本件説明書及び本件資料の記載内容は，免疫不全マウスを用いた実験では腫瘍化等の異常は一切生じていないなどと，療法の安全性を強調するものになっていること，⑤被告Y2は，被告診療所の療法によれば肺塞栓症を発症する可能性はほとんどないとの考えから，原告に対し，口頭では，幹細胞治療を受けた患者が肺塞栓症を発症し死亡した事例が存在する旨の説明も，本件治療に付随して，呼吸困難，ショック状態等の重篤な合併症が出現する可能性がある旨の説明もしていないこと」を指摘し，「被告Y2において，原告が医療水準として未確立である本件治療を受けるか否か熟慮し得るように，本件治療に付随する危険性，これを受けた場合と受けない場合の利害得失等について分かりやすく説明したとは到底いえず」，前述の i の説明があったというのみでは説明義務が尽くされたとはいえないとして，Y2の説明義務違反を認め，Y2及びその使用者で診療契約の当事者であるY1は，不法行為及び債務不履行に基づく損害賠償責任を負うと判示しました[*32]。

　このように本判例も，医師が患者に対して説明内容を記載した書面を見せた事実を認定しながら，①説明文書の内容が詳細な説明となっていないこと，②説明文書の交付が治療の実施当日であったこと，③説明文書の内容が，本件治療は医療水準として未確立であるにもかかわらず，療法の安全性を強調するものになっていること，④口頭で危険性についての説明を行わなかったことを指摘して，説明義務違反を結論付けており，説明の方法，同意の取り方を考える上で非常に参考となる事例といえます。

---

*32　東京地判平成27年5月15日（判例時報，2269号，P.49，2015.）

☑ チェックリスト

□患者に説明するにあたっては，
　①医療行為を受けるか否かを決定するために
　　必要な説明がなされたか，
　②患者が説明内容を十分に理解することができたか
　という点を意識する。

□患者への説明にあたっては，説明文書を用いる方法や，
　写真や検査画像を示して視覚的に訴える方法が有効である。

□患者に説明がなされたこと及び患者が同意したことを
　確認する同意書を残しておくことはもちろん，
　説明の際の様子についてカルテや看護記録などに
　残しておくことも重要である。

引用・参考文献
1）田辺総合法律事務所編：病院・診療所経営の法律相談，P.480，青林書院，2013.
2）大島眞一：医療訴訟の現状と将来—最高裁判例の到達点—，判例タイムズ，
　1401号，P.38，40，42，2014.
3）最判平成13年11月27日，最高裁判所民事判例集，55巻，6号，P.1154，2002.
4）最判平成17年9月8日，判例タイムズ，1192号，P.249，2006.
5）最判平成18年10月27日，判例タイムズ，1225号，P.220，2007.
6）名古屋地判平成17年6月30日，判例タイムズ，1216号，P.253，2006.
7）大阪高判平成13年8月30日，判例タイムズ，1094号，P.207，2002.
8）東京地判平成9年11月11日，判例タイムズ，986号，P.271，1999.
9）東京地判平成27年5月15日，判例時報，2269号，P.49，2015.
10）山下登：医師の説明義務をめぐる重要争点の検討—脊髄疾患に対して椎弓切除
　術が施行された事例を手がかりとして—，臨床法務研究，18巻，P.15 〜46，2017.

第5章

やってはいけない
謝罪の方法

医師

当病院で患者が亡くなってしまったケースで，患者の遺族から病院に対して，なぜ死亡したのかの説明と謝罪を求められたケースがありました。

実際，病院に落ち度はあったのでしょうか。

弁護士

院内で調査・検討したのですが，病院としてはでき得る限りの処置を行っており，防ぐことはできなかったとの意見でまとまっています。遺族の方には残念ですが。

それで，どのように対応しようと考えていますか。

院内では，遺族に謝ったら病院の過失を認めることになるから絶対に謝ってはいけないと指導がありました。実際，謝ってしまうと裁判になった場合に不利になるものなのでしょうか。

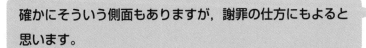
確かにそういう側面もありますが，謝罪の仕方にもよると思います。

なるほど。謝ることがイコール過失を認めることになるとは限らないのですね。

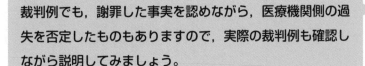
裁判例でも，謝罪した事実を認めながら，医療機関側の過失を否定したものもありますので，実際の裁判例も確認しながら説明してみましょう。

よろしくお願いします。

謝罪の意味

　例えば，入院中の親族が不幸にも突然亡くなってしまった場合，遺族が大きなショックを受けることは想像に難くありません。

　医療機関として最善の治療を行った上で，避けられない事故であったとしても，遺族の感情に配慮して，お悔やみの言葉を伝えるなどのケアを行うことが考えられるところです。しかしながら，不注意にも医療機関側が自らの責任や落ち度を認めるような発言をしてしまったとなれば，患者側の怒りの矛先が医療機関に向かい，また，その発言を録音されたことで医療機関側の過失が認められてしまうリスクをおそれて，医療機関側が患者の心情に十分に配慮できない可能性もあり得ます。

　本章では，医療機関が行う謝罪の法的意義を確認しつつ，不幸な事故が発生してしまった場合の対応策について考えてみたいと思います。

謝罪と法的責任の関係

過失の観点から

１．過失の評価根拠事実としての謝罪

　医療訴訟では，医療機関側に過失があったのかが大きな争点となります。過失とは，簡単にいえば，その結果を回避するために本来であれば行わなければならないことを怠ったこと（結果回避義務違反）をいいます。

　医療訴訟において，患者側から，事故発生後の担当医師などの謝罪の事実をもって医療機関側の責任追及を行う例が少なくありません。すなわち，謝罪したのだからミス（過失）があったという論理が用いられるのです。

　この点，裁判所としては，単に謝罪の事実だけで，医療機関側にミス（過失）があったと認めることには消極的といえます。なぜならば，謝

罪というのは，例えば死亡事故が発生した場合に，仮にその原因が自分にないとしても，つい口をついて出てしまうものであったり，患者側の心情に配慮して謝罪の言葉を述べることもあるからです。そのため，裁判所としても，その謝罪がどのような状況で，どのような趣旨で述べられたものなのかをしっかりと検討しなければならないからです。

　以下では，医療機関側や医師が謝罪したことを理由に医療機関側に過失があると患者側が主張した事案において，裁判所がどのような判断を行ったのか実際の事案を紹介します。

2．東京地判平成20年2月20日

　リンデロンＡの点眼を中止したことなどが失明の原因であるとして，患者が損害賠償を請求した事案で，「被告医師はその本人尋問において謝罪したのは不本意であったと述べていることのほか，謝罪の趣旨は明確でなく，診療行為に過失がないとしても，これによって想定外の結果が生じたことについて謝罪する趣旨であったということも当時の状況に照らし，あながち不合理ともいえないから，被告医師がリンデロンＡの点眼中止の判断につき謝罪をしたことをもって，被告医師の治療行為に法律上の過失があったことを基礎付けるものとまではいえない」と判示しています。

3．東京地判平成19年5月31日

　生命保険加入検査のために採血をされた原告が，担当医師の採血方法や止血処理上の過失により血管損傷による血腫を生じたとして，担当医師を雇用する会社に対して損害賠償を請求した事案で，被告会社が原告に謝罪した事実を認めながらも，「被告会社の担当者は，原告の皮下の出血斑を認めたので，それについて詫びたに過ぎないと述べており，被告会社が，動脈損傷を認めたうえで，その点について謝罪したとの原告の主張は，認めることができない。したがって，上記謝罪の事実から，動脈損傷の事実や，被告会社が，必要以上に静脈を損傷した事実を推認することはできない」と判示しています。

　以上の裁判例から，不意に出てしまった謝罪の言葉一つで，その後の

裁判で負けてしまうかというと，必ずしもそうではないということが分かると思います。

　もっとも，謝罪のリスクは，勝ち負けだけではなく，和解という場面でも現れます。この点については，後で解説をします。

謝罪のリスク

　医療訴訟は，その約50％が和解によって解決します。和解とは，公開の法廷ではなく，裁判所の中にある個室に入って，裁判官と当事者が話し合いで，その争いを解決するというものです。判決と異なり，和解になると，その内容は一般的に公開されません。したがって，判決において，謝罪の事実がすぐに過失の存在を根拠づけるものではないとの分析だけで，謝罪のリスクを考えることは少し危険です。

　そして，おそらく，和解により，医療機関側がある程度の金銭を支払うことになる場合，謝罪があったという事実は，医療機関側にとって不利に働くものとなるでしょう。裁判官といっても，医療の専門家ではないため，医療機関側にミスがあったのかについて正確な判断をすることは難しいです。一方で，医療機関側が謝罪をしているという事実があれば，印象として，医療機関側にも何かしら後ろめたい事実があると考えてしまうことがあり得ます。そのため，和解においては，裁判官が，謝罪があるという事実を重視してしまい，医療機関側も一度は謝罪したのだから，謝罪した以上ある程度の金銭を支払う形で和解に応じるように説得を受け，医療機関側に不利な形で和解を成立させてしまうということも少なくないと考えられます。

　そうすると，やはり，明らかにミスだといえるとき以外の不用意な謝罪は，厳に慎むべきですし，一方で，事故調査の進捗や結果を丁寧に説明するなど，患者の感情面へのケアを怠ってはなりません。信頼関係をつなぎとめることで，適切な解決が図れる可能性が高まります。

損害の観点から

1. 慰謝料額の考慮要素

　原告側の主張として，医療機関側に過失が認められるにもかかわらず医療機関側から事故後に何の謝罪もなされていないことを，慰謝料額の増額要因として挙げるものがあります。事故を起こした医療機関の対応が不誠実で，それによってより大きな精神的苦痛を被ったという主張です。

　この点については，裁判所は，医療機関側の不誠実な態度があったことを慰謝料額の増額要因とする傾向にあるといえます。以下では，実際の裁判例においてどのような判断を行っているのか紹介します。

2. 増額を認めた事例（山口地判平成27年7月8日 〈判例時報，2284号，P.99，2016.〉）

　適応を欠くにもかかわらず吸引分娩及び鉗子分娩並びにクリステレル胎児圧出法を実施したことにより胎児が死亡した事件について，裁判所は医療機関側の過失が認められることを前提に，病院から本件過誤に関する謝罪は全くされておらず，また，これまでにその損害に関し何らかの填補がなされたことも窺われないこと，面談を求めた胎児の母に対し，カルテを目の前で訂正したり，胎児の死亡につき他の病院を非難したりしたことが認められるなどと認定して，2,800万円の死亡慰謝料を認めました。

3. 増額を否定した事例（仙台地判平成26年12月18日）

　医師が心膜穿刺術を施行した際に，誤って針を心膜腔に留置したため針が心臓を穿孔したことによる出血により患者が死亡した事案において，裁判所は医師の過失を肯定した上で，原告が針の留置が判明した後の医療機関側の態度が不誠実であり，謝罪が不十分であったと主張したのに対して，客観的にみて病院が不当に責任を回避しようとする態度や不誠実な対応をとったと認めるには足りず，確かに針の留置が発覚してもすぐに遺族にこれを伝えなかったが，それ以降の対応は一貫して真摯かつ誠実なものであったと認められ，対応を全体としてみたときに，不誠実であって謝罪が不十分であったと評価することはできないとして，

その他一切の事情を考慮して，800万円の死亡慰謝料を認めました。

4．小括

　以上のとおりですので，医療機関としてはミスが明らかである場合には，積極的に謝罪をして，誠意ある対応を心がけるべきです。同時に，謝罪したことを医療機関側で記録しておくことも重要でしょう。

謝罪の是非

謝罪は絶対にしてはいけないか

　医療従事者の多くは，有害事象発生後に謝罪をしてもよいのかという疑問を持っていると思います。一般的に，謝罪とは，自分の非を認めて謝ることですから，謝罪によって，その後の訴訟などで不利になってしまわないかという素直な疑問です。

　これに対する答えとしては，謝罪すべき場合と謝罪すべきではない場合があるということになります。また，謝罪すべきではない場合であっても，患者や家族・遺族に対してどのような言葉をかければよいのかという問題があり，ここもしっかりと考える必要があります。

謝罪すべき場合

　謝罪すべき場合は，有害事象の原因について医療機関側のミスであることが明らかな場合です。これは，有害事象発生直後に分かる場合と院内事故調査を行ってから分かる場合がありますが，いずれについても当てはまります。誠実に医療機関側のミスを認めて謝罪し，患者側の感情面に配慮して不信感を払拭することで訴訟に発展するリスクを少なくすることができると考えられます。また，仮に医療機関側がミスを認めて，謝罪したとしても，損害額について争いとなって訴訟になってしまうケースも少なくありません。その際に，しっかりと謝罪していたという事実は，慰謝料の額を減らす方向に働くこともありますので，医療機関

側にとってメリットのあることです。したがって，ミスが明らかな場合には，謝罪すべきであるということがいえます。

謝罪すべきでない場合

　謝罪すべきでない場合としては，有害事象発生直後には責任の有無がはっきりしない場合（院内事故調査により医療機関側のミスであると分かった場合は，前述のとおり，謝罪するべき場合に含まれます），院内事故調査の結果，医療機関側のミスではないことが分かった場合，医療機関側のミスがあったが，それが有害事象結果とは関係のないものである場合などです。

　このような場合には，医療機関側の非を認める形での謝罪は厳に慎まなければなりません。とはいえ，患者や家族・遺族の感情に配慮する必要はあります。

謝罪すべきでない場合に患者にかける言葉

　患者や家族・遺族の感情に配慮するためには，彼らの気持ちに共感する形での言葉がけをするべきでしょう。例えば，「今回の件について，お父様が亡くなられてしまったことについては，我々も深くお悔やみ申し上げるとともに，病院としてできる限りの配慮をさせていただきます。」といった発言であれば，責任を認めることにもなりませんし，一定の誠意を示すことができます。

　なお，有害事象の発生原因とは無関係の医療機関側の手違いなどについては，その手違いについての謝罪であることを明確に示して謝罪する方がよいでしょう。謝罪すること自体をおそれるあまり，患者や遺族に無用の不信感を抱かれるような対応をしてしまっては，かえってそこから紛争につながってしまいます。

☑ チェックリスト

□単に謝罪の事実だけで医療機関側の過失が認められる
わけではないが，謝罪の事実が和解の際に
不利に働く可能性があることに留意する。

□医療機関側に過失が認められる場合，
事故後に何らの謝罪もなされていないことが，
慰謝料の増額要因とされるおそれがある。

□医療機関側の過失が明らかな場合には，
誠実な謝罪を行うことが，
訴訟に発展するリスクを回避することにつながる。

□医療機関側の過失が明らかでない場合は，
調査経過とその内容を伝えて誠実な姿勢を貫きつつ，
不用意な謝罪は慎むように心がける。

引用・参考文献
1）山口地判平成27年7月8日，判例時報，2284号，P.99，2016.

第6章

いざというときの
カルテ・看護記録の
書き方

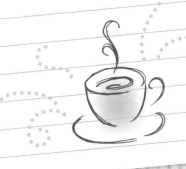

医師

カルテなどの診療録は，有事の際には訴訟において重要な記録として扱われるという話をよく耳にしますが，今一つイメージが湧きません。

それでは，前提としてカルテがどのように患者の手に渡るのかについてはご存知ですか？

弁護士

ときどき，患者からカルテの開示請求があるのは知っているのですが。

他にも証拠保全という手続で開示を求められることがあります。

なるほど。

実際の訴訟の現場では，カルテや看護記録などの診療録などがどのように審理の対象とされ，どのような判断がなされるのかは知っていますか。

いえ，全然分かっておりません。

では，実際の裁判例を参考にしながら，カルテや看護記録が訴訟において証拠として扱われるとして，そして，普段どのような点に注意してカルテなどを作成すればよいのか確認してみましょう。

よろしくお願いします。

カルテ・看護記録について

カルテ・看護記録の法的位置付け

　診療録（カルテ）については，医師法第24条において「医師は，診療をしたときは，遅滞なく診療に関する事項を診療録に記載しなければならない」として，医師にカルテの作成義務を定めています。なお，狭義ではカルテとは診療録を指すものですが，その他の諸記録も含めてカルテと呼称されることもあります。

　その他，医療法第21条第1項第9号及び同法施行規則第20条第10号において診療に関する諸記録として病院日誌，各科診療日誌，処方せん，手術記録，看護記録，検査所見記録，エックス線写真，入院患者及び外来患者の数を明らかにする帳簿並びに入院診療計画書の作成義務が定められており，看護記録も作成が義務付けられています。

　これ以外にも，医師または医療機関は，健康保険法上の保険医または保険医療機関の指定を受けていることが一般的ですので，その場合，保険医療機関及び保険医療養担当規則第9条に定める記録，すなわち保険診療録，療養の給付の担当に関する帳簿及び書類その他の記録についても作成が義務付けられています。

保管期間など

　カルテ・看護記録などの診療録などについては作成義務者・保管義務者・保管期間が定められていますが，整理すると**表1**のとおりです。

　保管期間に関しては，それぞれの記録について異なる期間が定められてはいますが，実際，表中の記録は一体のものとして管理・保管されていることが一般的と思われます。そのため，最も長期間の診療録の保管期間にあわせて最低5年間保管することでよいでしょう。なお，いつから5年間保管する必要があるのかについては，診療録，診療に関する諸記録について明確な定めはありませんが，保険医療機関及び保険医療養

表1●診療録などの保管に関する取り決め

	診療録	診療に関する諸記録	保険診療録など
作成義務者	医師	病院	保険診療録は保険医その他は保険医療機関
保管義務者	病院または診療所の管理者, 作成した医師	病院	保険医療機関
保管期間	5年	2年	5年なお, その他記録については3年

担当規則第9条に定める記録については記録の「完結の日」からと定められていますので, これに倣うことが考えられます。

平時におけるカルテ・看護記録の作成で意識すべきこと

カルテ・看護記録の記載事項

医師法上の診療録の記載事項は, ①患者の住所, 氏名, 性別及び年齢, ②病名及び主要症状, ③治療方法（処方及び処置）, ④診療の年月日とされています（医師法施行規則第23条）。ただ, 一般的には保険診療でしょうから, 通常, 保険診療録の様式（保険医療機関及び保険医療養担当規則の様式第1号）に従って作成されることになるでしょう。様式第1号の記載事項としては**表2**のとおりです。

看護記録の記載内容は, 大まかに基礎（個人）情報, 看護計画, 経過記録, 看護サマリーの4つの要素で構成されます。

表2●様式第1号の記載事項

受診者欄	氏名，生年月日，性別，住所，職業，被保険者との続柄
被保険者証欄	保険者番号，被保険者証及び被保険者手帳の記号・番号，有効期限，被保険者氏名，資格取得，事業所所在地・名称，保険者所在地・名称
傷病名欄	傷病名，職業上・外の区分，開始，終了，転帰，期間満了予定日，労務不能に関する意見，入院期間，業務災害または通勤災害の疑いがある場合の記載
公費負担番号	第1公費及び第2公費の公費負担番号，公費負担医療の受給者番号
備考欄	備考
既往症欄	既往歴，原因，主要症状，経過など
処置欄	処方，手術，処置など
診療の点数欄	種別，月日，点数，負担金徴収額，食事療養算定額，標準負担額

①基礎（個人）情報

　対象を理解し，現在あるいは今後必要とされるケアや問題を判断しケアを計画し実行したりする上で基礎となるものです。

　入院した経緯，理由，主訴，症状などに加え，健康問題が生じた症状，兆候，行動に関連した患者の問題が導き出せるように情報収集した内容を記載していきます。入院後に得られた情報はその都度記載します。

　例えば，アレルギー情報，注意情報，キーパーソンや緊急連絡先など，患者の背景を知るために必要な情報も収集します。

　医療機関，診療所，福祉施設の推進している形式に則り，患者プロファイル，看護アセスメントなどに関連項目を記載していきます。

②看護計画

　対象の問題を解決するための個別的なケアの計画を記載したものです。看護計画は，患者に説明し，患者・家族の同意を得ていることを記録します。

　健康問題が生じた場合には看護の対象が抱える問題を解決するため，看護目標及び処置，計画を記載します。

　内容としては，観察項目，ケア項目，指導項目などを記載し，看護目標の達成度を設定します。

　計画立案後，介入実践の結果など，定期的に評価を実施し，計画修正が必要なのか，目標達成し解決に至ったのかなど，あらかじめ評価日を設けて，看護目標への達成度や計画内容を検討修正していきます。

③経過記録

　対象の問題の経過や治療・処置・ケア・看護実践を記載したものです。

　日々の記録は1日1回以上記載します。患者の状態変化時，急変時は時間など明確にその状況が分かるように経時で記載します。看護介入や観察した結果や指導した内容・実施した看護と結果を記載します。医師の説明に同意した場合は，患者・家族の反応を看護記録に記載します。他職種との患者カンファレンスの記録は検討内容，参加者，結論，患者・家族・同席者の発言・反応・受け止め方などを記載していきます。経過記録には，叙述的な記録と経過一覧表（フローシート）があります。

④看護サマリー

　対象の経過，情報を要約したものであり，必要に応じ作成します。他院，在宅ケアへの移行の際に，ケアの継続を保証するために送付します。

　形式は個々の医療機関で定められているものを使用しています。

記載方法について

　一般的には，経時記録といって，診療などを行った患者の状態，実施した診療・看護行為と治療・検査及びそれに対する患者の反応などの出来事について時間経過順に記載することになります。

また，医療関係者に一般に推奨されている方式として，POS（problem oriented system＝問題志向型システム）での「SOAP」という記載方式があります。その他には，「フォーカスチャーティング®」といって患者・利用者に焦点を当て系統的に記述する方式があり，「Focus（フォーカス）」「Data（データ）」「Action（アクション）」「Response（レスポンス）」の4つの構成要素を基に作成されます（「Focus」〈フォーカス〉の部分は独立しているため，一般的には「DAR」と呼ばれます）。

　両者は類似点も多いのですが，SOAPは問題に焦点を当てるのに対して，フォーカスチャーティング®は出来事（トピックス）に焦点を当てるところに違いがあります。

1．SOAP方式

S（subjective data）：主観的データ（患者が直接提供する主観的情報），患者の会話や訴え，自覚症状など

O（objective data）：客観的データ（身体観察，測定，検査結果などから得られた情報），一般情報，バイタルサイン，診察所見

A（assessment）：SとOを基に分析・統合・評価し，病態や予後などに関する意見・印象などを記述

P（plan）：前述の情報を基に，観察計画，ケア計画，教育計画など問題解決するための計画を記述

2．フォーカスチャーティング®

F（focus）：患者が抱える問題，それに対するケアの内容・目標などに焦点を当て情報収集し，患者の関心，注意すべき行動や重要な出来事を記述

D（date）：focusを指示するとともに，検査，バイタルサインなど主観的・客観的データを記録し，介入の必要な状況を記述

A（action）：医療従事者が行った行為（処置，治療，指導など），今後の計画などを記述

R（response）：actionに対する患者の反応や結果を記述

電子カルテについて

概要

　電子カルテとは，カルテ，診療に関する諸記録などについて，電子媒体で作成・保存するものです。昨今，紙媒体のカルテから電子カルテに切り替える医療機関が多く見受けられます。

電子カルテの導入のメリット

　電子カルテを導入するメリットとしては，次のような点が考えられます。

①電子カルテであれば必要事項を入力すると同時に処方箋やレセプトも作成されるため，紙媒体のカルテから処方箋やレセプトに必要事項を転記する手間を省略することができ，転記の際のミスを防止することができる。

②処方箋やレセプトを作成する作業を効率化することで，事務作業の時間を短縮し，患者の待ち時間を短縮することにつながる。

③患者に関する記録を一元的に管理することができ，過去の病歴や投薬歴を短時間で参照することができる。

④紙媒体と異なり，カルテ，診療に関する諸記録などについて保管場所を節約することができる。

法的な問題点

　カルテ，診療に関する諸記録などについては前述のように医師法，医療法などによりその作成・保管義務が定められていますが，紙媒体ではなく電子媒体での作成・保管であっても同義務を果たしたことになるかが法律上の問題とされていました。

　この点，「民間事業者等が行う書面の保存等における情報通信の技術の利用に関する法律」（平成16年法律第149号）によって原則として法

令などで作成または保存が義務付けられている書面は電子的に取り扱うことが可能となりました。そして，医療情報においても「厚生労働省の所管する法令の規定に基づく民間事業者等が行う書面の保存等における情報通信の技術の利用に関する省令」（平成17年3月25日厚生労働省令第44号）により，次の条件を満たすことでカルテ，診療に関する諸記録等の作成・保管を電子的に行うことが認められるようになりました。

①見読性の確保

電子媒体に保存された内容を，権限保有者からの要求に基づき必要に応じて肉眼で見読可能な状態にできること。

②真正性の確保

正当な人が記録し確認された情報に関し第三者から見て作成の責任の所在が明確であり，かつ，故意または過失による，虚偽入力，書き換え，消去，及び混同が防止されていること。

③保存性の確保

記録された情報が法令などで定められた期間にわたって真正性を保ち，見読可能な状態で保存されること。

カルテ・看護記録の実際の訴訟での使われ方とこれを踏まえた記載上の注意点

証拠としての重要性

カルテや看護記録などの診療録などは，医師その他の医療従事者により，業務上，医療行為の都度，反復・継続的に作成されるものですので，類型的に虚偽・誤記が介在する可能性が低く，一般的に信用性が高いものと評価されています。そのため，カルテなどの診療録などは訴訟の帰趨を左右する極めて重要な証拠と位置付けられ，原則として，カルテなどに記載された事実はその記載どおりの事実があったと裁判所において認定されることになります。

裁判例も，「診療録は，その他の補助記録とともに，医師にとって患者の症状の把握と適切な診療上の基礎資料として必要欠くべからざるものであり，また，医師の診療行為の適正を確保するために，法的に診療の都度医師本人による作成が義務づけられているものと解すべきである。従って，診療録の記載内容は，それが後日改変されたと認められる特段の事情がない限り，医師にとっての診療上の必要性と右のような法的義務との両面によって，その真実性が担保されているというべきである」として，診療録に高い信用性があることを肯定しています[*32]。

　実際，診療録などの記載一つが訴訟の結果を左右することも，さらには訴訟そのものを未然に防ぐことも少なくありません。

開示手続

　医療機関側が保有するカルテ，看護記録などの診療に関する諸記録については，①任意開示，②証拠保全　の手続を経て訴訟の場に登場することになります。

1．任意開示

（1）概要

　患者側が，医療機関側が保有する診療録などの開示を求める方法としては，患者本人が医療機関に対して診療録などの任意開示を求める方法があります。裁判所による関与も不要で，手続的・費用的負担も小さく，迅速に診療録などを入手できる方法です。

　しかし，患者側から診療録などの開示を求めた場合，医療機関に対して責任追及を行う姿勢が伝わることになりますので，医療機関側が診療録などを改ざん・隠匿することをおそれて，患者側が任意での開示請求を差し控えるケースも多々あります。

（2）開示義務について

　この点，個人情報保護法は，個人情報取扱事業者たる病院が，患者な

＊32　東京高判昭和56年9月24日（判例タイムズ，452号，P.152，1981.）

どから個人情報たる診療録などの開示を求められた場合，除外事由に当たらない限り，書面により遅滞なくこれを開示しなければならないと定めています（第28条）。除外事由は以下のとおりです。

　①本人・第三者の生命・身体・財産など権利利益を害する場合

　②業務の適正な実施に著しい支障を及ぼすおそれがある場合

　③他の法令に違反することになる場合

　また，厚生労働省及び日本医師会が定める「診療情報の提供に関する指針」においても，医療従事者などは，患者などが患者の診療記録の開示を求めた場合には，原則としてこれに応じなければならないと定められています。

２．証拠保全

　任意開示を拒否されたり，任意開示を行った場合に医療機関側がカルテ・看護記録などを改ざん・隠匿するおそれがある場合に利用されるのが，「証拠保全」と呼ばれる法的手続です。

　これは民事訴訟法第234条において定められた手続で，「あらかじめ証拠調べをしておかなければその証拠を使用することが困難となる事情がある」ときに訴訟前に医療機関側の保有するカルテ・看護記録などを保全することを認める手続です。すなわち，医療過誤訴訟などにおいて証拠となる診療録などが改ざん・隠匿されるおそれがある場合に利用されます。

　裁判所が証拠保全を認めた場合，証拠保全の開始時刻の１～２時間前に裁判所の執行官が突然医療機関を訪れ，証拠保全決定を手渡します。その後，開始時刻になると裁判官，書記官，患者側の弁護士，カメラマンなどの関係者が医療機関を訪問します。そして，医療機関内に保管されている本件と関係すると思われるカルテ，看護記録などの一切の診療録などを探索し，すべてコピーまたは撮影を行います。仮に，正当な理由なく証拠保全を拒否すると過料の制裁を加えられたり，事後的に訴訟になった際にカルテの改ざんなどを疑われたりする可能性もあるので，医療機関としては原則として証拠保全を拒否するべきではありません。

裁判所に手続を申し立てる必要があるため，手続的にも費用的にも負担が大きく，時間もかかりますが，医療機関に対する不信感から多く利用されています。

医療訴訟における
カルテ・看護記録の扱われ方

医療過誤訴訟において，診療録などの記載が問題となる事案については，診療録などに記載がないことが問題となる事例，診療録などに記載されている内容などが問題となる事例に大きく分けることができます。

そして，カルテ・看護記録に記載されている内容などが問題となる事例についてはさまざまな観点から分類することができますが，ここでは①憶測・推測に基づくカルテ・看護記録の記載が問題となった事例，②他の診療録などや客観的な事実と齟齬のある記載が問題となった事例，③事後的な訂正が問題となった事例に分けて検討します。

以下では各類型について，実際の裁判例において当事者からどのような主張が繰り広げられ，裁判所がこれをどのように判断しているのかを紹介します。

カルテ・看護記録に記載がないことが問題となった事例

１．記載がないため医療機関側の主張が否定された事例

（１）東京地判平成３年11月25日

〈判例タイムズ，777号，P.168，1992.〉

【事案の概要】

患者は，原因不明の腹痛を訴えて，病院で診察を受けたところ検査入院となり，内視鏡検査などを受けた。その後，患者は，一度帰宅してから再度病院に戻ったが，帰宅後病院に戻るまでの間に３回もの下血があったところ，医師は直ちに内視鏡によって出血源を探索し，止血措置

を講じるべきであったにもかかわらず，これを怠り，何らの措置を講じることなく，患者を貧血状態に陥れ，その結果，患者に肝硬変の症状を発生させたと主張して患者側が医療機関側に損害賠償を求めた事案。

【診療録などの記載】

看護記録には「左上肢サーフロー針挿入を実施した」との記載があったが，止血剤を投与したとの記載はない。

【患者側の主張】

患者が自宅から病院に戻った際，医師は患者に対して止血剤の投与を行わなかった。

【医療機関側の主張】

医師は，患者が自宅から病院に戻った際に，止血剤であるアドナ，トランサミン，ケーワン，ケイツーを混入した輸液の点滴静注を実施している。

【裁判所の判断】

看護記録に，「左上肢サーフロー針挿入を実施した」との記載があることから，医師が患者の左上肢において点滴静注を実施した事実を認めることはできるが，看護記録に患者に止血剤の投与を実施したことに関する記載がないことから，患者に止血剤を投与したとの事実を認めることはできない。

ただし，消化管出血に対しては，まず循環血液量を確保するために輸液・輸血を行うべきであって，とりあえず輸血を開始して経過を観察する措置を医師が講じたことは相当であり，患者の血圧・脈拍などバイタルサインには格別異常がなかったことから，直ちに止血措置を講じなかったことが過失になるとまではいえないとした。

（2）東京地判平成20年5月19日

【事案の概要】

腸重積の治療のために入院していた患者（生後約4カ月半）が，ベッド上にうつぶせの姿勢で，呼吸停止の状態で発見されたところ，低酸素脳症に陥り，体幹機能障害などの後遺障害を負ったことについて，患者

側は，医療機関側が患者の監視を怠ったなどと主張して損害賠償を求めた事案。

【診療録などの記載】

　午後１時，午後１時30分に看護師が巡回したことについては看護記録の記載があるが，午後１時10分に看護助手が巡回したことについては看護記録の記載がない。

【患者側の主張】

　午後１時，午後１時30分に看護師が巡回したとの看護記録の記載については，呼吸停止後に記載したものであるため虚偽の可能性があり，午後１時10分の巡回については看護記録にも記載がなく，そのような巡回の事実は認められない。

【医療機関側の主張】

　看護師は，午後１時に患者がベッド上で仰向けの状態で，活気良好である様子を，午後１時30分に患者が仰向けになって手足をばたばたさせ，遊んでいる様子を観察している。また，同日午後１時10分についても，看護助手が，患者がベッド上でうつぶせになって泣いているのに気づき，仰向けに戻した（看護助手による観察については看護記録に記載することになっていないため，看護記録上の記載はない）。

【裁判所の判断】

　午後１時，午後１時30分の巡回に関する看護記録の記載は客観的証拠とおおむね整合する内容であり，いずれも看護師が昼の休憩に入る前，あるいは休憩から戻る時間帯の巡回であることなどに照らすと，仮に事後的に記載された看護記録の記載であっても信用できるというべきである。

　しかし，午後１時10分の巡回に関する主張については，看護記録にも記載がなく，これを裏付けるような的確な証拠もないため，これを事実と認定することはできない。

（3）東京地判平成16年3月31日

【事案の概要】

　てんかん発作により痙攣重責状態にあったため集中治療室で治療を受けていた患者が，午前5時に容態が急変し，その場で一命を取り留めたものの後日死亡したことについて，患者側が医療機関側に対し，患者は常時誰かが付き添って痰を頻繁に吸引しなければ危険な状態であったにもかかわらず，医療機関側は夜間も患者の家族が付き添う旨の申し出を拒否し，不十分な頻度の観察しか行わなかったなどの過失があるなどと主張して損害賠償を求めた事案。

【診療録などの記載】

　体温表……午前0時　体温37.6℃

　看護記録…午前3時，午前4時30分　異常なし。心拍数60で安定。

　　　　　　痰吸引を実施。

【患者側の主張】

　看護記録に記載がない以上，夜間も30分から1時間おきに訪問していたとの主張は認められない。

【医療機関側の主張】

　看護記録には記載がないが，夜間も痰を引くために30分から1時間おきに訪問していた。

【裁判所の認定】

　看護記録の記載から午前3時，午前4時30分に看護師が患者を観察していたことは認められる。また，看護記録の記載はないが，体温表の記載から午前0時に看護師が患者を観察したことについても認められる。

　しかし，その他の訪問については記載がないことから，看護師が述べるとおり，夜間，30分から1時間おきに訪問していたとは認めることができず，看護師の訪問・観察は不十分であり過失がある。

　ただし，看護師が午前4時30分に患者を観察した際には異状は認められなかったところ，容態が急変したのを確認したのはその30分後に過ぎないことから，前述の過失との因果関係までは認められない。

2. 記載はなかったが医療機関側の主張を認めた事例

（1）東京地裁八王子支判平成17年1月31日

〈判例タイムズ，1228号，P.246，2007.〉

【事案の概要】

　患者は，高血圧，脳梗塞及び認知症の既往を有するため往診を受けていたところ，両下肢静脈血栓症を発症して入院した。患者は，寝返りを打つのに介助を要し，起座及び歩行は不能という状況であった。看護師は，患者の仙骨部に「褥瘡」と思われる発赤と熱感を認めたので，デュオアクティブドレッシングという商品名のハイドロコロイドドレッシング材（以下「デュオアクティブ」という）を患部に貼付したが，その後，褥瘡の一部に壊死組織を認め，39℃前後まで体温が上昇したことから褥瘡部分の細菌培養検査を実施したところ患者がMRSAに感染していることが判明した。その後，治療として抗生剤の点滴投与を開始したが，しばらくして呼吸停止となり，死亡した。そこで，患者側が，医療機関側に対し，褥瘡に対する適切な経過観察がなされていなかったなどと主張して損害賠償を求めた事案。

【診療録などの記載】

　1月9日にデュオアクティブを貼付してから5日後に，ネクローゼ，滲出液を発見するまで，褥瘡の観察に関する記載がなかった。

【患者側の主張】

　デュオアクティブの貼付後からネクローゼ，滲出液を発見するまでの5日間，看護記録に褥瘡の観察に関する記載がない以上，病院において，褥瘡に対する適切な経過観察がなされていなかったことは明らかである。

【医療機関側の主張】

　医療機関側は，適時経過観察し，変化があれば即時に対応する態勢を整えていたところ，ゲル状物質が漏れたり，ドレッシング材が剝がれたりするような特筆すべき事態は生じなかった。カルテや看護記録には，その時々で必要と判断されたことが記載されるのであり，褥瘡について記載がなかったとしても，経過観察がなされていなかったことにはならない。

【裁判所の判断】

　看護師らは，１月11日から13日までの間に患者の痔核及び肛門裂創に対する処置，入浴等を行っていることから，その際に褥瘡のある仙骨部の状態を当然に目にしているはずであり，また，医師も12日の診察の際，肛門近くに生じている褥瘡を観察しえたと考えられることなどからすると，看護師や医師らがデュオアクティブを貼付した１月９日から１月14日までの間に褥瘡に関して適切な経過観察を怠ったと認めることはできない。

（2）名古屋地判平成19年１月31日

〈判例タイムズ，1277号，P.386，2008.〉

【事案の概要】

　患者は，強直性脊椎骨増殖症の治療のため頸椎骨切除手術を受けたが，手術当日の夜に呼吸困難で死亡した（なお，患者には術前から既に片側反回神経の麻痺が見られていた）。そこで，患者側が，医療機関側に対し，医師及び看護師などが術後に適切な経過観察をしなかったなどと主張して損害賠償を求めた事案。

【診療録などの記載】

　手術日の午後７時15分から午後９時の間について，看護記録に経過観察を実施した記載はない。午後５時15分に手術が終了し，リカバリールームに帰室。

【患者側の主張】

　看護記録の記載がない以上，看護師などは，午後７時15分から午後９時頃の間，患者の容態を全く観察しなかったのであり，看護師などは，必要な経過観察を怠っていた。

【医療機関側の主張】

　午後７時15分から午後９時までの時間帯でも，ナースステーションからガラス越しに患者の容体を観察しており，かつ，時々リカバリールームを訪室しては，患者に声をかけるなどして経過を観察していた。病院では，全身麻酔下での手術を受けた患者については，帰室後15分後，１時

間後，２時間後に容体を観察し，その後は３時間ごとに容体を観察し，記録することになっており，この術後の観察頻度は多くの病院で共通するものである。７時15分以降，看護記録に記載がないのは，患者の容体が安定しており，特に記載すべき事項がなかったからに過ぎない。

【裁判所の判断】

　ナースステーションとリカバリールームの位置関係及び構造から患者の状態をナースステーションからでも容易に観察できる状況にあったこと，病院では術後対応として，手術直後，15分後，１時間後，２時間後に患者の状態を観察するように指示されており，その後は２時間ごとに観察することとされていたことからすれば，その間の観察内容については，特に問題のある症状などが見られなければ必ずしもカルテなどに記載しなかったとしても不自然ではないと考えられることなどに照らせば，その間も経過観察を行っていたと認められる。

３．小括

　前述のように，診療録などには類型的に高い信用性が認められるため，診療録などに不記載の事実は「存在しない」と認定する裁判例がほとんどです。すなわち，診療録などには，医療活動を通じて記載するべき必要のある事項は漏れなく記載されることが当然であり，記載がない以上，当該事実はなかったと訴訟上判断されることになります。

　「カルテは，医師法24条により医師がその作成を義務付けられ，診察治療に際してその内容及び経過に関する事項をその都度，経時的に記載すべきものであって，また，カルテは，看護日誌等これに付属する補助記録とともに，医師にとって患者の症状把握と適切な診療のための基礎資料として必要不可欠なものであるから，記載の欠落は，後日にカルテが改変されたと認められる等の特段の事情がない限り，当該事実の不存在を事実上推定させる」とまで踏み込んだ判断をした裁判例もあります。

　一方，２．（１）（P.154）の事例，２．（２）（P.155）の事例では診療録などに記載がなかった事実についても，訴訟上で認定されていますが，それぞれの訴訟で問題となった事実は，特に診療録などに記載する

べき必要性のない事実（記載しないことが不自然ではない事実）や，その他の事実関係，他の診療録など・証拠などからその存在を推認できる事実に関する記載です。

しかしながら，カルテ・看護記録に記載するべき事実かどうか，他の事実関係から当該事実の存在を推認できるかどうかは事後的な裁判官の判断によらざるを得ず，現場の判断でこれを取捨選択することは難しいと思われます。

そのため，カルテ・看護記録を記載する際には，記載されていない事実は原則として存在していなかったと取り扱われることを念頭におく必要があります。その上で，どんな些細なものであっても患者に対して実施した検査・巡回等の医療行為について，簡単な記載（例えば，巡回などについて「訪問時間」だけ記載する）でよいのでその記載を残すことが重要です。

憶測・推測に基づくカルテ・看護記録の記載が問題となった事例

１．具体的な事例

（１）東京地判平成21年１月26日

【事案の概要】

患者は，平成16年２月７日，誤嚥性肺炎，インフルエンザなどとの診断を受け，病院（内科）に入院して治療を受けていたが，入院から約２カ月後の４月２日に死亡してしまったところ，遺族が，患者が脱水症状を起こしていたにもかかわらず利尿剤を投与してこれを悪化させて糖尿病性昏睡に陥らせ，そして，患者が糖尿病性昏睡に陥っているにもかかわらず適切な治療を怠ったことにより患者が死亡したと主張し，医療機関側に対して損害賠償を求めた事案。

【診療録などの記載】

３月12日の看護記録に「脱水の影響心配」，同月23日，24日に「浅表性速拍呼吸あり」との記載があった。

【患者側の主張】

　「脱水の影響心配」との記載があることから，臨床的にみて患者が脱水症状にあったことは明らかであり，それにもかかわらず利尿剤を投与したことにより患者を糖尿病性昏睡に陥らせた点に過失がある。

【医療機関側の主張】

　ヘモグロビン値及びヘマトクリット値の上昇すなわち赤血球増加は脱水の重要な指標となるところ，3月10日，17日，18日及び23日の患者のヘモグロビン値及びヘマトクリット値は，いずれも正常値の範囲内ないし下限未満であり，当時，患者は脱水症状の状態にはなかった。

【裁判所の判断】

　看護記録には，「脱水の影響心配」との記載があるが，これは患者に下痢が持続していたことから，看護師において患者の脱水を懸念して注意を払っていたことを示す記載であり，患者が実際に脱水症状に陥っていたことの根拠となるものではない。

　また，ヘモグロビン値及びヘマトクリット値の上昇は脱水症状を示す検査所見の一つであるとされているところ，3月10日，17日，18日及び23日の患者のヘモグロビン値及びヘマトクリット値は，いずれも正常値の範囲内または下限未満であったことから，当時，患者が脱水症状であったとは認められない。

（2）大阪高判平成25年12月11日

〈判例時報，2213号，P.43，2014.〉

【事案の概要】

　患者は，意識障害などを引き起こし，入通院して治療を受けていたところ，重度の抑うつ状態となったため，平成22年11月13日，閉鎖病棟に緊急入院したが，翌年1月11日，閉鎖病棟内のトイレ個室内で首を吊って自殺しているところを発見されたところ，遺族が，患者が自殺したのは，医療機関側が自殺を防止する義務を尽くさなかったからであると主張して，医療機関側に対して損害賠償を求めた事案。

【診療録などの記載】

　カルテには「希死念慮」，平成22年12月21日作成した医師の指示書には「希死念慮のつよいうつ」，「SM-Ideeあり要注意」（SMは自殺，Ideeは観念のこと）との記載があった。平成22年12月16日の看護記録には「入院して今が一番つらい」と患者が発言した旨の記載，「希死念慮…が出てきた」との記載があった。

【患者側の主張】

　カルテや看護記録の記載によれば，医療機関側は，患者に強い自殺念慮があったことを認識しまたは認識し得たのであり，患者に自殺の具体的危険が切迫していることの認識があったのであるから，医療機関側には患者が自殺するのを防止するために患者の動静を十分に監視すべき義務があったが，これを怠った過失がある。

【医療機関側の主張】

　カルテなどに「希死念慮」「希死念慮のつよいうつ」「SM-Ideeあり要注意」などの記載をしたのは，過去に患者に自殺企図があったことや入院する前に薬を多めに服薬する可能性があったことから，看護師に対する注意喚起の趣旨で記載したものである。また，看護記録の記載は看護師の根拠のない判断に基づく記載であって，患者に希死念慮があったとは認められない。

　医療機関側に，患者が自殺するのを防止するために患者の動静を十分に監視すべき義務が認められるためには，単に患者に希死念慮があることを認識しているだけでは足りず，患者が自殺する具体的危険が切迫していることの認識が必要であるが，医療機関側にそのような認識はなかった。

【裁判所の判断】

　看護記録には「入院してから今が一番つらい」と患者が発言した旨の記載，「希死念慮…出てきている」との記載があるが，これは患者の「入院してから今が一番つらい」という発言を聞いた看護師が，患者に希死念慮が出てきているのではないかと考えて記載したものであるところ，主治医が同日に患者を診断したところでは患者に希死念慮は認められな

159

かったのであるから，看護記録上の前述の記載をもって患者に希死念慮が認められたということはできない。

（3）神戸地判平成14年4月23日

【事案の概要】

　患者は，冠動脈造影検査にて多肢病変が認められたため，冠状動脈バイパス術を受けたが，術後のCT検査の結果，胸骨の完全離解が認められたことから胸骨再固定術を受けることになったところ，患者が，当初の冠状動脈バイパス術時の閉胸操作の際に過誤があったため胸骨の完全離解が生じたと主張して，医療機関側に対して損害賠償を求めた事案。

【診療録などの記載】

①看護記録に「開胸手術操作による肋骨，肋骨損傷と思われる」との記載があった。

②看護記録の問題リスト欄に「肋骨切開後の不適切なワイヤー固定」が原因であるとの記載があった。

【患者側の主張】

　①看護記録に「開胸手術操作による肋骨，肋骨損傷と思われる」との記載があること，②看護記録の問題リスト欄に「肋骨切開後の不適切なワイヤー固定」が原因であるとの記載があることから，閉胸操作の際に医師の過誤があった。

【医療機関側の主張】

　①の記載は，胸骨切開に当然に伴う損傷についての記載であり，胸骨の切開部の痛みのことを意味するものに過ぎず，開胸手術操作の際に医師の手技に過誤があったことを示す記載ではない。

　②の記載の問題リストとは患者を看護する上において留意すべき諸点を単に書き出しておくものであって，当該記載は患者の入院時に文献の表記をそのまま転記したものに過ぎず，開胸手術操作の際に過誤があったことを示す記載ではない。

【裁判所の判断】

　手術後のX線検査，CT検査において胸骨の離解は窺えないこと，心

臓手術後の切開部に通常伴う痛みと異なる症状を訴えたものとは認められないことから，①の記載は開胸手術操作の際に過誤があったことを窺わせるものとはいい切れない。また，②の記載は入院時に想定される問題として記載されたものであって，原告の手術後に記載されたものではなく，手術における手技上の誤りを窺わせるものとはいい難い。

（4）名古屋地判平成13年12月19日
〈判例時報，1802号，P.116，2003.〉

【事案の概要】

　患者は，心臓カテーテル検査を受けた結果，冠動脈に狭窄が認められたため，冠動脈バイパス術を受けたが，術後，静脈留置カテーテルを留置しての抗菌薬投与が継続された（なお，術後，患者は文字盤を使っての意思疎通を行っていた）。その後，患者は，真菌（カンジダ菌）性眼内炎を発症し，両眼失明に至ったところ，患者が，医療機関側には患者の視力障害の訴えまたはその徴候を見落としたことにより，真菌性眼内炎の発症の発見が遅れ，早期に適切な治療行為を行わなかった過失があるなどと主張して，医療機関側に対して損害賠償を求めた事案。

【診療録などの記載】

　看護記録には，「文字板を見せるが，文字がさがせない。一生けん命さがしているがコミュニケーションはうまくとれず」，「意識レベルは良いが，目が見にくいのだろうか」との記載があった。

【患者側の主張】

　真菌性眼内炎は，静脈留置カテーテルなどを挿入され，抗菌薬などが投与されている患者に発症することが多いところ，患者の血中から真菌が培養されたのであるから，医療機関側は，真菌性眼内炎の発症を予見し，眼科医の協力を得て定期的に眼底検査を励行すべき注意義務があった。遅くとも，「目が見にくいのだろうか」との看護記録の記載から，同時点で真菌性眼内炎の発症を予見し，その対策を取るべき注意義務があったがこれを怠った。

【医療機関側の主張】

　患者は，文字盤による会話が可能であったが，カルテや看護記録には，患者から視力に関する訴えがあったとの記録はなく，「目が見にくいのだろうか」との看護記録の記載についても，患者からの訴えに基づいて記載されたものではない。その翌日以降も，患者は眼の異常を訴えることなく文字盤を使っていたのであるから，同時点で，真菌性眼内炎の発症を予測することは困難である。

【裁判所の認定】

　医療機関側は，患者に他の深在性真菌症の病態の発症を疑わせる徴候がないか十分に注意を払い，患者からの視力障害の訴えや，視力障害を疑わせる看護記録の記載から，患者の眼の異常に気付き，適切に対処すべき義務があった。そうすると，医療機関側としては，患者の様子や，また「目が見にくいのだろうか」などの患者の視力障害を疑わせる看護記録の記載を見過ごし，患者の視力障害に気づかなかったことについて過失が認められる。

２．小括

（１）不用意な憶測に基づく看護記録の記載は無用な紛争の原因になりかねない

　前述のように看護記録を含む診療録などは，医師その他の医療従事者により，業務上，医療行為の都度，反復・継続的に作成されるものですので，類型的に虚偽・誤記が介在する可能性が低く，一般的に信用性が高いものと評価されています。

　そのため，深く考えずに患者の言動・状態から疑われる徴候・症状の原因などを看護記録に記載した場合であっても，その後，当該看護記録が医療過誤訴訟の場に証拠として提出され，検討の対象とされた場合，当然，原告となる患者からはそのような看護記録の記載を前提とした主張が展開されることになります。例えば，今回紹介した（１）（P.157）の事例では，「脱水の影響心配」との看護記録の記載から，当時，患者は脱水症状であったと患者側から主張され，（２）（P.158）の事例では，

「希死念慮…が出てきた」との看護記録の記載から，当時，患者には自殺の具体的な危険があったと患者側から主張されています。ただ，（1）の事例では，より客観的なヘモグロビン値などの数値から脱水症状の可能性が否定されたこと，（2）の事例では，より信頼性のある主治医の診断では患者の希死念慮は認められなかったことから，いずれの事例についても看護記録を前提とする患者の主張は裁判所に排斥されています。しかし，それでも不用意な看護記録の記載が無用な紛争の原因となってしまったことに変わりはありません。

　一方，（4）（P.161）の事例では，前述の（1），（2）の事案と異なり，患者の視力障害を否定する事実関係が認められなかったところ，「意識レベルは良いが，目が見にくいのだろうか」との看護記録の記載から，当時，患者には視力障害があったことが認定され，医療機関側はこれを見過ごして，何らの処置も行わなかった過失があると認定されています。

（2）評価・判断を記載する場合にはその後の対応・処置についても記載する

　カルテ・看護記録には，憶測・推測を記載するべきではありません。患者から得られた情報を分析・評価した結果をカルテなどに記載することも当然ありますが，ここで重要なのは，患者の主観的・客観的情報に基づいた分析・評価をカルテ・看護記録に記載する場合には，これに対応した処置・治療内容などをカルテなどに記載する必要があるということです。

　損害賠償請求が認められる要件として「過失」が要求されますが，「過失」とは，ある結果の発生が予見された場合に，これを回避するべき義務（結果回避義務）を果たさない場合に認められます。

　すなわち，患者の主観的・客観的情報に基づいた分析・評価をカルテ・看護記録に記載したにもかかわらず，これに対応する処置・治療内容などをカルテなどに記載しない場合，ある結果の発生が予見されたにもかかわらず，これを回避するための手段を講じなかったことになるため，過失の肯定につながりかねません。

（4）の事例において，「目が見にくいのだろうか」との記載に留まらず，「視力障害の可能性があるため情報の共有を図る必要がある」などの対策を実施し，その旨が記載されていれば，結論は変わっていたかもしれません。

他の診療録などや客観的な事実と齟齬のある記載が問題となった事例

1．客観的な事実と異なる記載が問題となった事例

（1）大阪地判平成9年1月24日

〈判例タイムズ，952号，P.256，1997.〉

【事案の概要】

　患者は，生後8カ月の乳児であり，右目に充血があったことから全身麻酔を行った上で精密眼底検査等を実施したところ，先天性緑内障及びぶどう膜炎と診断を受けた。しかし，検査の後に患者には発熱，下痢の症状が出たため，翌日から点滴注射による輸液が開始されたが，その3日後の午前3時頃，眼窩が陥没などしているのが発見され，その後，午前9時25分に死亡した。そこで，遺族が，頻繁に患者を診察などせず，脱水症の徴候を見落とした結果，十分な量の点滴を実施しなかったことなどにより死亡したなどと主張し，医療機関側に対して損害賠償を求めた事案。

【診療録などの記載】

　カルテには，午前3時に大泉門陥没を発見した旨の記載がなされていた。なお，看護記録には大泉門陥没に関する記載は見当たらない。

【患者側の主張】

　カルテに記載のとおり，午前3時に患者である乳児には脱水症状の徴候である大泉門陥没が確認されたが，その後，適切な処置が行われなかった。

【医療機関側の主張】

　患者である乳児に大泉門陥没が生じているのを発見したのは，医師が午前6時45分に触診した時点であり，カルテにその発見時を「午前3

時」と記載したのは，医師の誤解に基づくものである。

　また，大泉門陥没は重要な所見であるところ，医療関係者であればこれを必ず記載するはずであるが，午前3時以降の看護記録には大泉門陥没の記載がない。

【裁判所の判断】

　カルテに「午前3時」「大泉門陥没」の記載が存すること，午前3時から午前6時45分までの間，患者を観察していた看護師が大泉門陥没の存在について明確に否定はしていないこと，本件訴訟において医療機関側は当初，午前3時の時点に大泉門陥没が存在したことを認めていたが，後日，その存在を否認するに転じたことなどに照らすと，医療機関側が主張するように，医師がカルテに，大泉門陥没の発見時期を誤って記載したとは認めることができないとして，医療機関側に対する損害賠償請求を認容した。

（2）京都地判平成15年3月25日

〈判例タイムズ，1186号，P.223，2005.〉

【事案の概要】

　被告となる産婦人科医院において，出生した新生児の酸素飽和度が低下したため，医師は気管内挿管を実施したが，その後，抜管を行った。同医師は，新生児に再度挿管を実施した後，総合病院へと転院させたが，最終的に新生児には重度の脳性麻痺の障害が残った。そのため，新生児の両親たちが，新生児の気管内挿管を継続すべきであったのに抜管をしたこと，再挿管の際，気管内に挿管すべきところ食道に挿管したことなどにより，重度の脳性麻痺の障害を生じさせたなどと主張し，医療機関側に損害賠償を求めた事案。

【診療録などの記載】

　転院先の総合病院の看護記録には「入院時食道挿管」との記載がなされていた。

【患者側の主張】

　看護記録は，その場に居合わせた看護師が医師の確認した事項をあり

のままに記載するものであるところ，転院先の総合病院の看護記録にお
ける「入院時食道挿管」との記載が誤記ということはあり得ない。その
ため，医療機関側は，本来，気管に挿管するべきにもかかわらず，食道
に挿管したと認められる。

【医療機関側の主張】

　転院先の総合病院の看護記録における「入院時食道挿管」との記載は，
明らかな誤記であり，実際の挿管は気管内に行っている。

【裁判所の判断】

　看護記録には，「入院時食道挿管」との記載があるが，医師は，新生児
を転院させる際，バギングを継続していたところ，仮に食道に挿管されて
いたのであれば，消化管に大量の空気が入ることが当然推測されるにもか
かわらず腹部膨満は軽度であったこと，食道に挿管されていたのであれ
ば，転院後のレントゲン写真で異常なガス像所見が見られるはずである
が，そのような所見がないことなどからすれば，再挿管の際，食道挿管を
した可能性は少なく，再挿管の際，食道挿管がなされたとは認められない。

２．他の診療録などと齟齬・矛盾のある記載が問題となった事例

（１）福岡地判平成５年５月27日

〈判例タイムズ，857号，P.220，1994.〉

【事案の概要】

　患者は，自転車の転倒事故により左上腕骨顆上を骨折したため，病院
において骨接合手術などを受けたが，事後的に左尺骨神経が５cmにわ
たり欠損・断裂しているのが確認され，後遺症として左肘関節の運動障
害，左第四・五指の各関節の運動障害などが残存したところ，前述の骨
接合手術などの際に尺骨神経を断裂させたなどと主張し，医療機関側に
対して損害賠償を求めた事案。

【診療録などの記載】

カルテ

　手術翌日…「尺骨領域知覚脱失」

　術後５日…第四指「知覚鈍麻」，第五指「知覚脱失」

術後10日…第五指，第四指「知覚脱失」「但し徐々に感覚は出てきて
　　　いる。又，時にビリビリした強い痛みあり。尺骨神経は少
　　　しずつ回復をしてきているように感じる。」

看護記録

　手術後…第四指，第五指「知覚鈍麻」の記載が続く。

【患者側の主張】

　カルテによれば，本件骨接合手術後に左手指の尺骨神経支配領域の運
動・知覚が著しく緩慢化していることから，本件手術の際に患者の左尺
骨神経は断裂するに至ったものと考えられる。

【医療機関側の主張】

　看護記録によれば，本件骨接合術後においても，左第四,五指の知覚
障害の度合は術前と同様に「知覚鈍麻」と記載されているに過ぎないこ
となどから，術後に左手指の尺骨神経支配領域の知覚障害が増悪したと
は認められない。

【裁判所の判断】

　一般に専門的な医学知識を有している医師が作成したカルテの記載内
容の方が，その医師を補助することを職務とする看護師が記載したもの
である看護記録より信頼性が高いものであることは明らかであるとこ
ろ，カルテによれば，手術前の記載が「知覚異常」にとどまっていたの
に対して，術後１日目から10日目に至るまでは，「知覚脱失」と記載さ
れていることを考慮すると，本件手術後，原告の左尺骨神経麻痺が増悪
しているといえ，本件手術と尺骨神経断裂の間の因果関係は認められる
とし，損害賠償請求を認容した。

（2）札幌地判平成13年12月13日

【事案の概要】

　患者は，不妊症治療のために，腹腔鏡検査及び腹腔鏡を使用した癒着
剥離手術を受けたが，術中に循環・呼吸不全を起こし，低酸素脳症に
陥ったことにより死亡した。遺族は，手術当日の午前10時25分頃，患
者の動脈血中の酸素飽和濃度が低下し，その後呼気中の二酸化炭素濃度

が低下したところ，肺のガス塞栓の発生を疑って，手術を中止し，直ちに炭酸ガスの排出を指示すべきであったのに，それが遅かったなどと主張し，医療機関側に損害賠償を求めた事案。

【診療録などの記載】

看護記録には麻酔の担当医師の来室時刻は午前10時40分と記載されていたが，カルテには麻酔の担当医師の来室時刻は午前10時35分と記載されていた。

【患者側の主張】

麻酔の担当医師が来室したのは看護記録記載のとおり午前10時40分であり，患者の呼気中の二酸化炭素濃度が著しく低下したのは午前10時30分である。

【医療機関側の主張】

麻酔の担当医師が来室したのはカルテ記載のとおり午前10時35分であり，患者の呼気中の二酸化炭素濃度が著しく低下したのは午前10時35分以降である。

【裁判所の判断】

麻酔記録に午前10時38分頃，麻酔薬，笑気ガスの投与を中止して，酸素による換気を実施したとの記載があること，当該処置は麻酔の担当医師の指示により実施したものと認められることや，他の医師の証言内容などから，同医師が来室した時刻は午前10時38分よりも以前であり，カルテ記載のとおり午前10時35分であると認められるところ，患者の呼気中の二酸化炭素濃度が著しく低下したのは午前10時35分以降であると認められるとして，カルテ記載のとおり認定した。

（3）札幌地判平成20年1月30日

〈判例タイムズ，1281号，P.257，2009.〉

【事案の概要】

患者は，咽頭腔などに膿瘍が認められたため左頸部膿瘍切開排膿手術を受けたところ，同手術の際に気道閉塞に陥り，その後，重度の低酸素脳症（蘇生後脳症）になり，後日，死亡した。遺族は，本件手術を行う

に際し，医療機関側には気管切開または気管穿刺を行うのが遅れた過失があり，その結果，患者は重度の低酸素脳症になって死亡したなどと主張し，医療機関側に損害賠償を求めた事案。

【診療録などの記載】

看護記録には，気管切開の指示がなされたのが午後4時，実際にこれを開始したのが午後4時2分との記載があり，麻酔記録には，気管切開の指示がなされたのが午後4時5分，実際にこれを開始したのが午後4時15分との記載がある。

【患者側の主張】

麻酔記録は，一般的な作成経過・方法などに照らし正確性が十分に担保されているところ，看護記録の記載内容は信用性が低く，手術室内での診療経過については麻酔記録の記載に基づいて認定すべきである。そうすると，医師は，午後4時5分に気管切開の指示がなされたにもかかわらず，10分以上もこれに着手していないことになる。

【医療機関側の主張】

手術室内での診療経過については看護記録の記載に基づいて認定すべきである。そうすると，医師は，午後4時に気管切開の指示がなされたのを受けて，午後4時2分にこれに着手している。

【裁判所の判断】

本件看護記録は，看護記録作成の経験が豊富な看護師によって作成されたものであり，同看護師は医師の行った処置の内容などをその都度，時系列に従い，機器に表示された時刻を確認して記載したものであること，看護記録の記載内容が具体的で細かな時刻が記入されていることなどから，その記載内容は，処置などの行われた順序のみならず，その時刻についても正確である。一方，麻酔記録は，担当医が急変した患者の対応に追われていたことを踏まえると事後的に記憶を喚起しながら作成されたものであり，時刻の記載も5分刻みで正確な時間を表すのに適さないものであることなどから，必ずしも正確性が十分に担保されているとはいい難い。そのため，特に時刻の点については，看護記録の記載の

方が，本件麻酔記録の記載よりも正確性が高いというべきであるから，看護記録に基づいて認定するのが相当である。

3．小括

（1）誤ったカルテ・看護記録の記載を行うことは無用な紛争を招き，負う必要のない法的責任を負うことになりかねない

　繰り返しになりますが，カルテ・看護記録は，類型的に虚偽・誤記が介在する可能性が低く，一般的に信用性が高いものと評価されています。そのため，カルテ・看護記録などに誤記が含まれている場合，その記載内容通りの医療行為などが実施されたものと扱われ，仮に，これが誤記である場合，医療機関側はこれが誤記であることの具体的な根拠を示すことを強いられます。

　例えば，1．（2）（P.165）の事例では，看護記録に「食道挿管」の記載があったところ，患者からは，酸素飽和度の低下に対して，医師が食道挿管を実施したとの主張がなされています。前述看護記録の記載は，食道挿管が行われていれば観察されるはずの腹部膨満などが認められないことから，最終的には誤記と認められていますが，一方，1．（1）（P.164）の事例では，カルテに「午前3時」「大泉門陥没」との記載があったところ，これと矛盾するような事実関係が確認できなかったため，裁判所は医療機関側の誤記であるとの主張を排斥し，カルテ記載どおりの事実関係を認定しています。

　当然のことですが，看護記録を含む診療録などは正確に記載することが不可欠です。仮に，看護記録に誤った記載がなされた場合，前述の事例のように，医療機関側は無用な紛争に巻き込まれ，本来負う必要のない法的責任を負うことになりかねません。

（2）齟齬・矛盾のない診療録などの作成を心がける必要がある

　医療機関では，カルテや看護記録のように複数の種類の記録が作成されるところ，ある一つの事実が複数の診療録などにまたがって記録されることは当然に起こり得ます。その際，例えば，カルテと看護記録に記載されている内容に齟齬・矛盾が存在する場合，それは事後的に患者側

の不信感を招きかねませんし，そのことが契機となって事件に発展した場合，患者側からは患者側にとって有利な記載に基づいて主張が展開されることになります。

　カルテと看護記録の記載に齟齬・矛盾がある場合，訴訟ではカルテと看護記録のどちらの記載の方が信用できるのかという形で争点化されることになり，どちらの内容が信用できるかについてはその記載内容や作成経緯などに照らして判断されることになります。例えば，2.（1）（P.166）では患者の指の状態について，裁判所は，一般的に専門知識を有する医師作成のカルテの方が信用性は高いとした上で，カルテの記載に基づき，患者の指は「知覚脱失」の状態にあったと認定しています。一方，2.（3）（P.168）では，カルテと看護記録に記載の時刻に齟齬が存在するところ，カルテは事後的に医師が記憶を喚起して作成したものであるが，看護記録は看護師がその都度，時刻を確認して記載したものであることから，時刻の記載については看護記録の方が正確性は高いとした上で，看護記録に基づき各時刻を認定しています。

　カルテと看護記録に齟齬・矛盾が存在する場合，医療機関は本来無用な紛争に巻き込まれ，訴訟においても不利な主張を強いられることになりかねません。そのため，看護記録を作成する際には，単に看護記録を正確に作成するにとどまらず，カルテや他の診療録などと齟齬・矛盾のない記録を作成するように心がける必要があるといえるでしょう。

事後的な訂正が問題となった事例

1．総論

　当たり前のことですが，医療機関側が医師・看護師などのミス，過失を隠蔽するために，カルテ・看護記録などに事後的な改ざんを行うことは決して許されるものではありません。医療過誤訴訟においても，裁判所が，医療機関側がそのような診療録などの改ざんを行ったと判断すれば，記載されている内容は虚偽と扱われ，さらには，裁判所の心証は極めて悪くなるでしょうから，医療機関側の責任が肯定される可能性が非

常に高くなります。また，診療録などの改ざんが損害賠償額の増額事由となることはもちろん，診療録などの改ざんそれ自体が，損害賠償の対象となった裁判例もあります[*33]。

　一方，医療機関側に改ざんの意図はなくても，事後的に診療録などに訂正・加筆・削除など（以下「訂正など」といいます）を行うことはしばしば起こり得るものですし，誤解招くような訂正などを行ったことが原因で，患者側から診療録などの改ざんを疑われることは少なくありません。

　そこで，事後的な訂正などを行ったカルテ・看護記録などが問題となった裁判例を中心に取り上げながら，どのような訂正などが看護記録などの改ざんと判断されたのかについて，見ていくことにしましょう。

2．実際に問題となった裁判例

（1）事後的な訂正が意図的な改ざんと判断された事例

①福岡地判平成6年8月25日〈判例時報，1550号，P.101，1996.〉

【事案の概要】

　分娩の際に，胎児は，頭部が上方にある骨盤位（いわゆる逆子）となっていることが判明したにもかかわらず，医師らは帝王切開ではなく経腟分娩を実施したところ，これにより出生児に発達遅延や知能障害及び右腕麻痺などの後遺障害が生じたことについて，患者側が，本来であれば帝王切開を行うべきであったにもかかわらず，経腟分娩を実施した点に過失があると主張し，医療機関側に損害賠償を求めた事案。

【診療録などの記載】

　看護助産記録の「胎位，胎向，胎勢」欄，体温表及び分娩経過表にはいずれも胎位について「不全足位」と記載されていたが，これが抹消されて「複臀位」と書き換えられていた。

【患者側の主張】

　看護助産記録の「不全足位」を「複臀位」と書き換えたのは，医療機関側の看護記録の改ざんであって，当時の胎児の胎位は不全足位であった。

[*33]　甲府地判平成16年1月20日（判例時報，1848号，P.119，2004.）

【医療機関側の主張】

　看護助産記録の「不全足位」という記載は助産師の診断ミスに基づくものであり，実際の胎児の肢位は「複臀位」であったところ，単に誤った看護記録の記載を事後的に訂正したものに過ぎない。

【裁判所の判断】

　当初，不全足位と診断し，これを助産看護記録に記載した助産師の判断は当時の状況や当該助産師の経験に照らして信用できるものであるが，他方，これを訂正した医師及び他の助産師が，前述の助産師に断りもなく助産看護記録を訂正したこと，当時，不全足位と記載されていた助産看護記録を目にしていたはずであるにもかかわらず，その時点で誤りを指摘していなかったことなどに照らすと，その訂正内容を信用することはできないとして，患者側の主張のとおり，胎児の肢位は不全足位であったと認定し，事実上，医療機関側が改ざんを行ったことを認定した。

②岐阜地判平成４年２月12日〈判例タイムズ，783号，P.167，1992.〉

【事案の概要】

　患者は，心室中隔欠損症の手術を受けたが，手術中に生じた心停止などが原因で低酸素性脳症を引き起こしたため，手術後も意識が戻らない状態が継続し，意識回復後も歩行・会話が不可能な状態になったところ，患者側は，手術中の麻酔薬の投与などに不適切な点があったなどと主張し，医療機関側に損害賠償を求めた事案。

【診療録などの記載】

　麻酔剤であるフローセンの投与を示す線が11時10分の時点まで引かれていたが，その後，１回目の心臓異常が発生した10時45分の時点で投与を中止したことを示すように前述の線が抹消されている。

【患者側の主張】

　前述の麻酔記録のフローセンの投与を示す線の抹消は，事後的に行われた記録の改ざんであって，実際には，１回目の心臓異常が発生した10時45分以降も，11時10分まで心筋抑制作用の強いフローセンが漫然と投与されていた。

【医療機関側の主張】

　麻酔記録に，フローセンを11時10分まで投与したかのような痕跡があるのは，前もって担当医師が前述の時刻までフローセンを投与するであろうという予測のもとに引いてしまったものであって，現実には，1回目の心臓異常が発生した10時45分にフローセンの投与を中断したのであり，それ以降の記載は後になって，実際の投与時間に合わせるために抹消をしたに過ぎず，手術後に記録を改ざんしたわけではない。

【裁判所の判断】

　担当医師が事前に見込みでフローセンの投与を示す線を引いたというのは，時々刻々と変化する心臓外科手術において重要な意味を持つ麻酔薬の記載としては不自然であること，医療機関側は同様に麻酔剤の投与を示す線が抹消されている痕跡の存在する同医師の他の麻酔記録を証拠として提出するが，当初，同医師は線の抹消の経緯を尋ねられた際には，分からないと述べておきながら，後日，思い出したとして，自分自身の前述の習癖を挙げて述べるなど，極めて曖昧で不自然なものであることなどから，本件麻酔記録のフローセンについての訂正後の記載は信用できないとして，事実上，医療機関側が改ざんを行ったことを認定した。

（2）事後的な訂正などが意図的な改ざんとされなかった事例

①函館地判平成7年3月23日〈判例時報，1560号，P.128，1996.〉

【事案の概要】

　妊婦が破水を感じて入院し，医療機関側は出産を早めるため陣痛促進剤を投与したところ，母子は帝王切開により命をとりとめたが，子宮が破裂し，子宮を摘出しなければならなかったため，患者側は陣痛促進剤の使用方法などについて過失があったと主張し，医療機関側に損害賠償を求めた事案。

【診療録などの記載】

　午後1時の欄の「CX6～7cm」という記載とその下の「KHY12all」という記載の間の線上に，「間欠1′30～1′」という記載が後から加筆されている。

【患者側の主張】

　午後1時頃に激痛（過強陣痛）が発生したところ，看護記録には，同時刻の過強陣痛の発生を否定するような「間欠1′30～1′」との記載があるが，同記載は，明らかに後から加筆されたものであり，医療機関側が事後的に看護記録の改ざんを図ったものである。

【医療機関側の主張】

　看護師が，事後的に測定結果を記載することを忘れたのに気が付いて，後から記載したものであり，特に改ざんする意図はなく，その当時，実際に陣痛間欠は1分ないし1分30秒であった。

【裁判所の判断】

　過強陣痛を否定する大きな要素である，児心音の正常を示す「KHY12all」の記載には改ざんの跡が認められないところ，その上に間欠の正常のみを書き込んでもあまり意味はないと思われること，仮に本当に改ざんするのであれば，数字が大きい方から書かれ，発作持続時間が記載されていないような陣痛簡潔に関する不自然な記載をあえてするとは考えにくいこと，慌ただしい状態の中で，単に測定結果を書き漏らし，後から加筆したに過ぎないと解する余地もあることなどからすると，単に後から加筆した事実をもって，これを医療機関側の意図的な改ざんと断定することはできない。

②甲府地判平成元年5月10日〈判例タイムズ，696号，P.248，1989.〉

【事案の概要】

　出生した新生児が体重1,500g未満の未熟児であったため，病院において保育器内で酸素の投与を受けたが，いわゆる未熟児網膜症に罹患して両眼を失明するに至ったところ，同新生児とその親らが，保育器内における酸素投与の措置に誤りがあったなどと主張し，医療機関側などに損害賠償を求めた事案。

【診療録などの記載】

　5月30日の処置欄には「O₂（オーツー）吸入5L」の記載があり，その後，6月16日まで同欄に「〃」が記載され（なお，ページの変わっ

た冒頭の６月８日にはさらに「O₂（オーツー）吸入」の記載もある），それらが横一本線で抹消されている。

【患者側の主張】

　前述の看護記録は事後的に改ざんされたもので，５月30日から６月16日までの間にも新生児に対して酸素投与が実施された。

【医療機関側の主張】

　前述の看護記録は，事後的に記載の誤りに気が付き，後から削除したもので，特に改ざんする意図はなく，５月30日から６月16日までの間には新生児に対して酸素投与は実施していない。

【裁判所の判断】

　医師は，新生児に酸素を投与したのは５月21日から同月24日までと明確に証言し，その証言にはことさら不自然なところがないこと，５～７月分の国民健康保健診療報酬請求明細書によれば，酸素吸入について請求がなされているのは５月分の19,490Ｌだけであり，その量は医師が主張する前述の期間に投与された量と一致すること，また，原告の同年５～７月分の入院診療会計カードにもそれを裏付ける記載があることなど，酸素投与がなされたのは５月21日から同月24日までであることを裏付ける事実関係が散見される。他方，問題となった看護記録の記載は，同時に出生した双胎児の第二子の記載と混乱して記入されたため，事後的に抹消されたものと推測することもできる。そうすると，問題となっている看護記録の訂正を改ざんと認めることはできず，５月30日から６月16日の期間に酸素投与が行われたと認めることはできない。

③名古屋高判平成20年９月５日〈判例時報，2031号，P.23，2009.〉

【事案の概要】

　平成15年11月16日未明，病院の看護師たちにより，患者に対してミトン（抑制具）を使った身体抑制が実施されたところ，患者側は，同身体拘束は違法であり，また，身体抑制についてはカルテ・看護記録などに記載されなければならないのに，その記載を怠ったなどと主張して，医療機関側に対し，損害賠償を求めた事案。

【診療録などの記載】

11月15日から翌16日にかけて実施された身体抑制の態様に関する記載がなされている。

【患者側の主張】

他の看護記録の記載はSOAPで記載されているにもかかわらず，本件身体拘束に関する看護記録の記載は単なる事実の経過を追うものであり，異なる方式による前述の記載は，後日，病院の都合の良いように記載されたものである。

【医療機関側の主張】

看護記録には，本件身体抑制に関して，身体抑制が必要となった経緯，身体抑制を行ったこと及び抑制時間などについて，適切に記載されている。

【裁判所の判断】

その記載の方式が看護記録の他の記載部分と異なることは認められるものの，その体裁や内容，次頁にはその後の記載が連続していること，仮に医療機関側が本件身体抑制の事実を糊塗しあるいは歪めようとするのであれば，他にも方法が考えられることなどからすれば，看護記録の記載が後日に内容を歪めて書き加えられたものとまでは認められず，看護記録の改ざんを認めることはできない。

3．小括

（1）事後的な診療録などの訂正などについて

診療録などに，事後的に訂正などがなされたことが客観的に分かる記載が存在する場合，仮に，医療機関側に改ざんの意図がなくても，医療機関側に不信感を有する患者側からは当該記載は改ざんされたものであるとの主張がなされることになります。総論でも述べたとおり，裁判所において，改ざんと認定されてしまえば，医療機関側の法的責任が肯定される可能性が非常に高くなります。

2．（1）①，②（P.172，173）の事例では，裁判所は，記録の訂正などの経緯，理由などに照らして，事後的な記録の訂正などは，事実上，医療機関側の意図的な改ざんであったと評価し，医療機関側の法的

責任を肯定するに至っています。

　また，仮に，看護記録などの改ざんとまでは認められないにしても，事後的な訂正などが認められる看護記録などについて，患者側から改ざんを疑われてしまい，紛争に発展することも少なくありません。その場合，訂正内容，訂正の経緯・理由の合理性，その他の診療録などとの整合性などを考慮の上，当該記載が改ざんか否かが判断されることになります。実際に，2．（2）①～③（P.174～176）の事例では，記録の改ざんとするには記載内容が不自然であること，訂正の経緯・理由に合理性が認められること及び訂正内容が他の診療録などと整合的であることなどから，看護記録などの事後的な訂正などは改ざんではないと判断されています。

　最終的には，医療機関側の言い分を認めた形にはなっていますが，いずれの事案も看護記録などに事後的な訂正などがあったことが原因で，紛争を複雑化させてしまったことは間違いありません。

（2）事後的な看護記録の訂正などに際しての注意点

①可能な限り事後的な看護記録の訂正などは控える

　前述のように，看護記録が事後的に訂正などされていると分かれば，患者側から看護記録は改ざんされたもので信用できないとの主張がなされることになります。そのため，まずは，看護記録を事後的に訂正などすることがないように，大変かもしれませんが，逐一，正確な記載を行うように心がけることが重要です。

②訂正などする場合，いつ，誰によって訂正などが行われたのか分かるようにする

　どれだけ正確な看護記録の作成を心がけたとしても，事後的な訂正などが避けられない場合もあります。訂正などを行った場合，前述の事例のように，いつ，誰が，どのような経緯・理由で訂正などを行ったのかについて慎重な検討を行った上で，改ざんの有無などが判断されることになります。そのため，看護記録の訂正などに際しては，いつ，誰が，どのような訂正などを行ったのか客観的に分かるような形式で行うこと

が大切です（例えば，訂正箇所に二重線を引き，訂正者，訂正日時を記載して訂正するなど）。

　また，特に容体が急変した際の看護記録の記載を訂正などする場合には，その訂正などに至った経緯・理由が事後的に説明できるように，書面にまとめておくことも考えられます。

③診療録などの改ざんと誤解されないような記載を心がける

　また，看護記録の事後的な訂正などを行っていないにもかかわらず，記載内容等が不自然であることから，改ざんの事実を疑われることがあります。例えば，2.（1）②（P.173）の事例では前もって予測で記載した記載を削除していたこと，2.（2）③（P.176）の事例では一部の記載のみSOAPで記載していなかったことから，患者側から事後的な改ざんを疑われることになりました。そのため，看護記録などの作成に際して，事前に各病院などで定められた方針・記載方法を遵守して記載を行うなど，事後的な訂正などと疑われないように注意することが大切です。

☑ **チェックリスト**

□診療録などを作成する場合には訴訟において
　重要な証拠となることを意識して作成する。

□診療録などに記載されていないことは
　なかったものとして扱われることを念頭に
　実施した医療・看護行為は漏れなく記載する。

□不用意な憶測に基づく記載はトラブルの原因になるため，
　そのような記載は行わない。

□他の診療録などと齟齬・矛盾のある記載は避け，
　チーム全体で統一的な記載を心がける。

□事後的な訂正は速やかに行うものとし，
　改ざんと疑われないように十分に注意する。

引用・参考文献

1）東京高判昭和56年9月24日，判例タイムズ，452号，P.152，1981.

2）東京地判平成3年11月25日，判例タイムズ，777号，P.168，1992.

3）東京地裁八王子支判平成17年1月31日，判例タイムズ，1228号，P.246，2007.

4）名古屋地判平成19年1月31日，判例タイムズ，1277号，P.386，2008.

5）大阪高判平成25年12月11日，判例時報，2213号，P.43，2014.

6）名古屋地判平成13年12月19日，判例時報，1802号，P.116，2003.

7）大阪地判平成9年1月24日，判例タイムズ，952号，P.256，1997.

8）京都地判平成15年3月25日，判例タイムズ，1186号，P.223，2005.

9）福岡地判平成5年5月27日，判例タイムズ，857号，P.220，1994.

10）札幌地判平成20年1月30日，判例タイムズ，1281号，P.257，2009.

11）甲府地判平成16年1月20日，判例時報，1848号，P.119，2004.

12）福岡地判平成6年8月25日，判例時報，1550号，P.101，1996.

13）岐阜地判平成4年2月12日，判例タイムズ，783号，P.167，1992.

14）函館地判平成7年3月23日，判例時報，1560号，P.128，1996.

15）甲府地判平成元年5月10日，判例タイムズ，696号，P.248，1989.

16）名古屋高判平成20年9月5日，判例時報，2031号，P.23，2009.

あとがき

　顧問先やご紹介された方と面談しているときやセミナー・講演などにおいて，なぜ医師から弁護士になったのですかと非常に多く聞かれますが，一言でいえば，「医師である私には弁護士が必要不可欠のインフラだったから」ということになります。

　多くの医師兼弁護士は，医師から弁護士に転身します。当然のことながら，医師から弁護士に転身する医師兼弁護士は，【医療】が専門の弁護士です。医療が専門というのは【医療訴訟】が専門の弁護士とは異なります。

　具体的には，【医療訴訟】が専門の弁護士と異なり，【医療】が専門の弁護士は，医療事故が生じないように，安全管理をする役割を果たしたり，医療分野の会社企業に関わったりする弁護士のことをいいます。

　私が弁護士になろうとした理由の最たるものは，医師という資格によって医療行為が許されることになった研修医時代，「もし，何かミスをして患者さんが亡くなったらどうなるのか」「もし手術に立ち会って，助手をしている際に執刀医が失敗したらどうなるのか」という点について心配でたまらなかったからです。

　医師資格を失ったらどうやって生活していけばよいのか，将来開業した際に何か事故を起こしたらどうしたらよいのかなど，私は，いろいろなことが心配で心配で，何をするにも心配性な研修医でした。

　そこで私は，病院の顧問弁護士や「医療専門」を謳う弁護士と種々お話しすることにしました。しかし，結果は，なかなか私が必要とする弁護士には出会えませんでした。

　その際会った弁護士は，解剖学的なことも内科の基礎的なこともよく分かっておらず，患者さんと大して変わらないレベルでした。もちろん，調査をすれば理解能力が高いので分かるのでしょうが，質問をしたらある程度の回答をすぐに欲しい私としては，残念なことでした。

そのため，私は医師としてやっていくことが不安で不安でたまらなくなりました。もし自分が何かミスをしてしまったら，いったい誰に助けてもらえばよいのか。そこで，自分で弁護士になるしかないと思い，働きながら徐々に法律の勉強を始め，自ら弁護士になりました。

　実際に弁護士になって弁護士が医療のことを扱う上で大切なことは，分からないことについて自己分析がしっかりできて，できないことはできない，分からないことは分からないときちんと言って，しっかり依頼者と向かい合うことだと気が付きました。

　医療を扱っている弁護士の中にもきちんとされている弁護士も多くいらっしゃいますが，私が知っている限りきちんとした弁護士は，以下のことを守っていると思います。

- 知らないことは知らないと言って，依頼者の話をよく聞くこと
- 有事の際のみならず，平時から依頼者のもとをきちんと訪れ，あるいは連絡を取り合って，現場の声を聴くこと。少なくとも，ホットラインがあること
- 調べることに貪欲で，誠実に仕事をすること
- 医学的なことに興味を持ち，絶えず医学の勉強をし続けること

　もし医師兼弁護士の専門性が高いとすれば，医学的なことについての基礎知識があり，有事の際に調査すべきことへのアクセススピードが圧倒的に早いこと，医療関係者とのコミュニケーションについて共通言語があるということ，医師と専門的な話をすることができ現場感覚に沿った主張が展開できることです。

　しかし，医学は日進月歩です。法律的なものの考え方を基に絶えず情報収集をし，勉強をしていかなければ，いくら医師としての勤務経験が長きにわたりあったとしても，成長はストップし，新たなタイプの医療訴訟に対応できなくなってしまいます。

　特に，遠隔医療やSNSやコミュニケーションツール，手術器械による新たな医療ミス・医療事故が生じ始めていますし，その予兆は多々あります。

そして，本著の趣旨でもありますが，医療機関の「思考停止」も非常に問題です。

　医師や医療機関の常識として，弁護士はいざというときに頼むものであり，また，弁護士の関与がないにもかかわらず自院の医療安全体制は万全であるという過信ともいえる固定観念が染みついているようで，事前予防に弁護士を活用しようという意識が薄いように思われます。

　医師から弁護士になった医師兼弁護士であれば，誰もが司法試験に合格したという噂を聞いた同僚や先輩後輩の医師から，「何かあったらよろしくね」と言われたことがあると思います。すなわち，そもそも事故が起こる前に弁護士に依頼をするという意識が医師にはない方も少なくないのです。

　また，単に同級生やロータリークラブなどの知り合いという程度で一応顧問弁護士はいても，何も相談をしないという医療機関経営者は少なくないという現実もあります。

　他方，弁護士としても医療のような信頼関係が前提となる診療契約に基づく契約関係では，事前にカルテや看護記録などの資料を適切に作成して，トラブルが生じた場合であっても，裁判などを回避できるように，予防法務の観点が重要ということは分かっていると思います。

　しかし，予防法務の一般論は分かりながらも，弁護士としても，「医師はきちんとしたカルテを書き，同意書もとってくれているだろう」「そもそも医療関係者でない以上医療のことは分からなくとも仕方ない」という風潮が常識化してしまっていると思います。これでは，適切な医療安全体制は構築されず，同一の医療機関が繰り返し訴えられるという事態や，十分な証拠がないために医療機関の正当性をきちんと立証できないという事態も生じかねません。

　正しい医療安全のあり方としてまず医療機関が取り組むべきは，前述のような医師の常識と弁護士の常識の齟齬を解消することだと考えます。弁護士と医師が互いに大丈夫だと思い込んでいること，いうならば「大丈夫バイアス」なるものを払拭する必要があります。

　さらに，医師や医療関係者の中には，きちんと医療を理解している弁

護士がいれば，ぜひとも顧問を依頼したいと思いながら，なかなか見つけられないと思っていたり，そもそもそのような弁護士はいないと諦めていたりする場合も多々あります。そのような医師に私どもが出会った際には，これまですぐに顧問を依頼されてきましたが，求めるレベルもそれなりに高く，医学部生あるいは初期研修医以上の医療知識は求められているのが現状です。

　医療機関は，法律的なことを強く意識すべきですし，理解する努力は継続すべきです。弁護士の側も，医療のことを理解する努力をし，できる限り現場に足を運んだり，現場とのコミュニケーションをしっかりとったりするべきです。

　このようなことをしっかり実践することにより，真の医療安全が実現され，医療訴訟を防ぐことができます。そして，これらのことは，医療機関のブランド化につながります。

- 医療安全の道は一日にしてならず
- 医療とは，医療行為と訴訟予防（＝医療安全）とが車の両輪である

　本著が現場が安心して安全な医療を提供できることに寄与することを願ってやみません。

　筆者が所属する弁護士法人MIA法律事務所は，医療安全の啓蒙活動について，継続した努力を惜しみません。本著を手に取られてセミナーや講演のご依頼があれば，できる限り応需したいと考えております。ご遠慮なく，お問い合わせください。

　最後に，本書を発行するにあたって甚大なご協力を賜った日総研出版の福光勝己氏はじめ各種スタッフの方，弁護士法人MIA法律事務所のパートナー弁護士各位に御礼を申し上げます。

弁護士法人MIA法律事務所
代表弁護士／医師　鈴木孝昭

著者一覧

編著

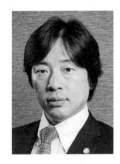

鈴木孝昭
弁護士法人 MIA法律事務所 医師・弁護士

　群馬県出身。医師として10年余り臨床に携わる。医療は常に訴訟の危険にさらされているにもかかわらず，医療関係者は司法に対して無防備であり，その結果として現場が萎縮している状況に問題意識を持ち，司法試験を目指すことを決意。2013年司法試験合格。医師として病院・老人保健施設などでの勤務の経験があり，転倒予防などを指導・管理した経験を持つ。医師と司法の相互理解の促進を目指す。

執筆

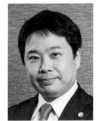

青木聡史
弁護士法人 MIA法律事務所 弁護士（第1章）

　奈良県出身。事業会社に勤務していた際に，法務に携わることで予防法務の重要性を意識し，法律を学び弁護士になる。裁判所での司法修習の際に医療訴訟に触れる機会があり，医療分野に関心を持つに至り，現在は医療案件も扱っている。弁護士の仕事のほかに，産業医の業務委託会社の代表を務めている。

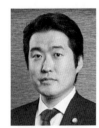

都　行志
弁護士法人 MIA法律事務所 弁護士（第2章）

　テレビ局報道記者，ディレクターを経て，弁護士に。多数の医療訴訟事件を扱っている経験を活かし，日々，医療紛争の予防・解決に力を注いでいる。

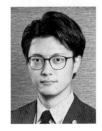

伊藤寛之
弁護士法人 MIA法律事務所 弁護士（第3章）

　名古屋市出身。友人の医療事故を契機に医療と法律の分野に興味を持ち，特に医療訴訟の分野に対しては継続して研究を重ねる。現在は，講演活動，執筆活動などを通して，医療従事者が安心して働ける環境づくりをサポートする活動を行う。

執筆

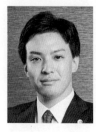

小里佳嵩
<small>お ざと よし たか</small>

弁護士法人 MIA法律事務所 弁護士（第4・5章）

　慶應義塾大学法学部卒，慶應義塾大学法科大学院修了。五大法律事務所の一角で主として上場企業の企業法務に携わり経験を積む。近年は，主に医療機関や製薬会社等の医療関連企業の法務を担当しつつ，医療機関向けのセミナー活動，執筆活動を精力的に行う。

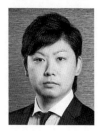

野崎智己
<small>の ざき とも み</small>

弁護士法人 MIA法律事務所 弁護士（第6章）

　埼玉県出身。司法修習時代，東京地方裁判所の医療集中部に配属された際に多くの医療過誤訴訟の場に立ち会い，医療事件に関心を持つ。前事務所で企業事件の法務を中心に取り扱った経験を活かし，医療法務を専門に取り扱うMIA法律事務所に参加。

医師兼弁護士から学ぶ
事故・トラブルを想定した同意書・記録

2020年2月9日 発行　第1版第1刷

編著：鈴木孝昭©
<small>すず き たか あき</small>

企　画：日総研グループ
代　表　岸田良平
発行所：日総研出版

| 本部 | 〒451-0051 名古屋市西区則武新町3-7-15（日総研ビル）
☎(052)569-5628　　FAX(052)561-1218 |

日総研お客様センター

名古屋市中村区則武本通1-38
日総研グループ縁ビル　〒453-0017

電話🆓0120-057671　FAX🆓0120-052690

[札　幌]☎(011)272-1821	[仙　台]☎(022)261-7660	[東　京]☎(03)5281-3721
[名古屋]☎(052)569-5628	[大　阪]☎(06)6262-3215	[広　島]☎(082)227-5668
[福　岡]☎(092)414-9311	[編　集]☎(052)569-5665	[商品センター]☎(052)443-7368

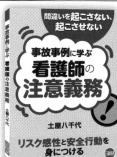
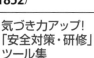

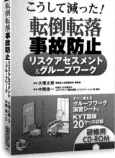

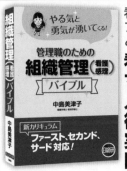

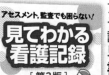
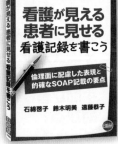